"No dia em que a dra. Amitta Shah chegou em nossa casa para avaliarar nosso filho, a vida de cada um de nós mudou completamente. Sua compaixão e décadas de experiência eram visíveis e, subitamente, tive a resposta para perguntas muito importantes! Eu já havia lido sobre a catatonia do autismo e estava certo de que era isso que nosso filho tinha, de modo que com a confirmação do diagnóstico, senti imenso alívio. Sempre suspeitávamos de que suas "idiossincrasias" eram mais do que apenas traços de seu Asperger ou TOC, como nos disseram durante anos. Dra. Amitta nos ensinou tudo o que precisávamos saber e, assim, consegui repassar mentalmente a vida de meu filho e pude entender determinados eventos e situações. Finalmente compreendi por que ele reagia de certas formas e, embora eu soubesse que nosso futuro não seria fácil, com a ajuda e orientação de Amitta, obtivemos apoio e um plano, pela primeira vez. Tenho certeza de que com este livro fundamental ela continuará ajudando muitas outras pessoas. Não tenho palavras para agradecer a ajuda dela à nossa família."

– Nicola Martin, pai

AUTISMO
Catatonia, Shutdown e Breakdown

UMA ABORDAGEM PSICOECOLÓGICA

Dra. Amitta Shah
Prefácio da Dra. Judith Gould

M.Books do Brasil Editora Ltda.

Rua Jorge Americano, 61 - Alto da Lapa
05083-130 - São Paulo - SP - Telefones: (11) 3645-0409/(11) 3645-0410
e-mail: vendas@mbooks.com.br
www.mbooks.com.br

Dados de catalogação na publicação

SHAH, AMITTA
Autismo: catatonia, *shutdown* e *breakdown*
2023 – São Paulo – M.Books do Brasil Editora Ltda.

1. Autismo 2. Psicologia 3. Psiquiatria 4. Catatonia

ISBN: 978-65-5800-108-9

Do original em inglês: *Catatonia, Shutdown and Breakdown in Autism*
Publicado originalmente por Jessica Kingsley Publishers
© 2019 Jessica Kingsley Publishers
© 2023 M.Books do Brasil Editora Ltda.

Editor: Milton Mira de Assumpção Filho

Tradução: Dayse Batista

Produção editorial: Gisélia Costa

Diagramação: 3Pontos Apoio Editorial Ltda.

Revisão: Cecília Madarás

Capa: Isadora Mira

M.Books do Brasil Editora Ltda.
Todos os direitos reservados.
Proibida a reprodução total ou parcial.
Os infratores serão punidos na forma da lei.

Em memória de minha irmã, Sheela,
e de meus pais, Jayaben e Liladharbhai.
Sinto falta de vocês durante esta jornada...
e recorro à sua força, coragem e bênçãos
para perseverar e permanecer no rumo certo.

Sumário

Prefácio 11

Agradecimentos 15

Prefácio da autora 17

1. Introdução 23
   Subtipos de manifestações de catatonia no transtorno do
   espectro autista 27
   Prevalência da catatonia no TEA 31

2. Manifestações de catatonia, *shutdown* e *breakdown* no autismo. 33
   Catatonia, *shutdown* e *breakdown*: descrição detalhada das
   manifestações 35
       Dificuldades e manifestações primárias 36
       Dificuldades secundárias e *breakdown* no autismo 43
       Consequências para os indivíduos e suas famílias 45
   Avaliação da catatonia no autismo 46
   Avaliação da Catatonia no Autismo (ACE-S) 47

3. Vidas diferentes, histórias semelhantes 49
   Barry (homem, 23 anos) 49
   Ketan (homem, 24 anos) 51
   Nina (menina, 13 anos) 53
   Chloe (mulher, 19 anos) 56
   Akash (homem, 33 anos) 59

Saeed (homem, 20 anos) 63
Gayle (mulher, 29 anos) 67
Kevin (homem, 23 anos 69
Rita (mulher, 25 anos) 74

4. **Consequências de diagnósticos incorretos e conceitos errôneos . 76**
Dificuldades enfrentadas pelos pais e indivíduos ao
consultarem profissionais..76
Diagnósticos incorretos e suas consequências..................78

5. **Possíveis fatores causais..89**
Sofrimento psicológico, ansiedade, "estresse autista" e
falta de enfrentamento..89
Efeitos adversos de medicamentos psiquiátricos/catatonia
farmacologicamente induzida 93
Histórias individuais ilustrando possíveis causas 97
 Intervenções médicas 105
 Terapia eletroconvulsiva (ECT) 106
 Intervenções não médicas.....................................107
A abordagem psicoecológica 108

6. **Abordagens de intervenção e manejo 104**
Visão geral de diferentes intervenções 104

7. **A abordagem psicoecológica 110**
Principais componentes da abordagem psicoecológica...................110
O Modelo de Implementação de 4 Etapas de Shah..............132

8. **Aplicação da abordagem psicoecológica.......................136**
Ricky 137
Alice 139
Chloe...142
Zoe 146
Jay...149
Shaan...153

Outras breves aplicações da abordagem psicoecológica.................155

Epílogo 157

Apendice 1   Avaliação da Catatonia no Autismo (ACE-S) 160
Descrição...160
Usos..160
Instruções e cautelas 161
Seção A – Deterioração (Independência, Discurso, Atividade) 162
  1. Lentidão 162
  2. Habilidades de autoajuda/cuidados pessoais 162
  3. Independência...162
  4. Mobilidade...162
  5. Fala (fluência, fluxo e volume) 163
  6. Nível de atividade...163
  7. Caixa de avaliação e discussão (*brainstorm*) 163
Seção B – Dificuldade de Movimentos e *Shutdown* 164
  1. Parar/congelar no meio da ação..................................164
  2. Ficar "travado" 164
  3. Travar em transições 164
  4. Dificuldades alimentares 165
  5. Ficar travado em posturas 165
  6. Dependência de lembretes 165
  7. *Shutdown* 165
Seção C – Anormalidades do Movimento e Comportamento........166
  1. Anormalidades posturais e de movimento 166
  2. Sequências complexas de movimentos repetitivos.........166
  3. Outras anormalidades de movimento..........................166
  4. Episódios de comportamento inadequado não
     característico 167
Seção D – Aspectos Sobrepostos de Catatonia/Autismo.............168
  1. Movimentos...168
  2. Fala e vocalização...168
Seção E – *Breakdown* do Autismo.....................................169

Autismo: catatonia, *shutdown* e *breakdown*

1. Exacerbação do autismo 169
2. Diminuição da tolerância e resiliência..........169
3. Aumento do comportamento "desafiador" 169
4. Diminuição da concentração e do foco 169
5. Diminuição do engajamento e prazer..........169
Seção F – Dificuldades Secundárias 170
1. Efeitos sobre a independência..........170
2. Efeitos na ocupação 170
3. Mobilidade e perda muscular..........170
4. Problemas médicos e físicos 170
5. Efeito na qualidade de vida..........170
6. Efeitos sobre os pais, família, cuidadores 170

Apêndice 2   Informações adicionais **171**
Consultas e encaminhamentos para avaliação especializada, treinamento e consultoria 171

Referências **172**

Prefácio

Considero este livro uma das publicações mais necessárias e oportunas dos dias atuais. Ele nos dá um relato detalhado e coerente de como reconhecer a catatonia e ajuda a apoiar as pessoas com essa condição.

Ainda vigora a falsa crença de que a catatonia está associada exclusivamente com a esquizofrenia não tratada, o que pode ter consequências devastadoras para a pessoa afligida por ela. A dra. Shah, junto com a dra. Lorna Wing, reconheceu a concepção errônea que associa a catatonia exclusivamente à esquizofrenia. Usando dedução cuidadosa e pensamento inspiracional, ambas ampliaram o conceito de catatonia, associando o padrão de comportamento com aqueles diagnosticados como do espectro do autismo. E é um grande passo para o entendimento dessa condição complexa. Elas observaram muitos indivíduos autistas com manifestações diversas de comportamento em diferentes níveis de catatonia, claramente descritos no livro.

As autoras adotaram a abordagem dimensional ao entendimento da condição, que é muito mais relevante para a descrição dos pontos fortes e dificuldades das pessoas afetadas. Elas reforçaram a importância da criação de histórias detalhadas do desenvolvimento, considerando todos os aspectos da vida, em diferentes contextos e momentos. Como ocorre com o autismo, elas perceberam que uma abordagem holística é o caminho para a avaliação que conduza a recomendações apropriadas. O antigo conceito de fazer um diagnóstico médico com base na contagem de sintomas, sugerido pelo Sistema de Classificação Diagnóstica Internacional (International Diagnostic Classification Systems), é uma abordagem categórica que absolutamente não é a melhor solução para entender e ajudar a pessoa autista com catatonia.

O entusiasmo e dedicação da dra. Shah com seu grupo de clientes levou-a a continuar o trabalho iniciado com a dra. Wing. Cada capítulo do livro brinda-nos não apenas com informações teóricas, mas, mais importante, com numerosos estudos de caso que trazem exemplos da vida real de como a condição afeta a vida da pessoa e sua família.

A dedicação dos pais na tentativa de entender os sintomas dos filhos, com frequência perturbada pela falta de entendimento dos profissionais, é realmente deprimente. Os estudos de caso daqueles que entendem o próprio problema, e podem descrever suas reações e sentimentos com altos níveis de ansiedade quando um *breakdown* catatônico ocorre, são particularmente tocantes. Na leitura dos estudos de caso, entendemos por que a dra. Shah fez deste o trabalho de sua vida.

O capítulo sobre interpretação incorreta e diagnóstico errôneo da condição mostra-nos que a falta de entendimento traz consequências amplas e pode gerar um tratamento muito inadequado. Uma abordagem apenas médico-psiquiátrica, que não considere a abordagem psicoecológica, tem resultado, historicamente, em um manejo muito impróprio. Como demonstrado, a catatonia aguda e grave pode ser ativada por efeitos colaterais de certos medicamentos, e o livro descreve diversos exemplos de estudos de caso em que isso ocorreu. Medicações psiquiátricas são receitadas com frequência alta demais. Esperamos que as informações desta obra levem os profissionais médicos a pensarem com cautela antes de prescreverem medicamentos para uso de longo prazo sem revisões apropriadas. A medicação pode ser benéfica para uma intervenção breve, mas estratégias psicológicas e psicoecológicas devem ser empregadas visando ao apoio no longo prazo. Para apoio na catatonia, esta abordagem faz mais sentido, uma vez que a catatonia claramente não é uma manifestação isolada de comportamento. É uma condição completa e heterogênea, com muitos tipos de manifestações e diferentes graus de gravidade em várias dimensões, com imensa variação individual. Portanto, o tratamento e o manejo precisam estar fundamentados em uma abordagem multidimensional.

A abordagem da dra. Shah é psicológica, holística e não médica. Ela desenvolveu uma estrutura que abrange todos os aspectos da vida de uma pessoa. Avaliar o ambiente é essencial para o entendimento do *breakdown* catatônico, que muitas vezes se relaciona com altos níveis de estresse e ansiedade, junto de outros gatilhos externos. Quando esses gatilhos são avaliados e reconhecidos, é possível elaborar um programa para abordar os problemas. As autoras citam exemplos de indicadores precoces que podem ser a chave para prevenir o surgimento de uma condição crônica. Ao fornecer casos detalhados de diferentes comportamentos, vemos que flutuações cotidianas podem nos levar a pensar que os comportamentos estão sob o controle da pessoa afetada. Isso está longe da verdade e é considerado, muitas vezes, algo que esses pacientes "podem", mas "não querem" controlar – o que tem levado a muitos métodos de intervenção inadequados.

A abordagem de tratamento precisa ser individualizada, uma vez que o *breakdown* do tipo catatônico é variável e, embora haja fatores comuns, a forma como o distúrbio se manifesta pode ser muito peculiar e, ocasionalmente, não facilmente entendida.

Dra. Shah criou diretrizes para o método Avaliação de Catatonia no Autismo (Autism Catatonia Evaluation, ACE-S), recurso imprescindível a todos os profissionais. Ela avalia e determina a presença de determinados aspectos e manifestações de catatonia, *shutdown* e *breakdown*. Os resultados dessa avaliação, ao lado de observações da pessoa em diferentes contextos, trazem um avanço significativo. A escala ajudará aqueles que, no passado, não apenas foram negligenciados no entendimento de suas necessidades, mas foram sujeitados a tratamentos inadequados.

Recomendo este livro a todos os profissionais que trabalham na área de autismo, não apenas para alertá-los sobre a ligação entre autismo e catatonia, mas para que tenham diretrizes práticas para o manejo e tratamento desse problema fascinante e, ao mesmo tempo, devastador.

Ainda restam muitas questões não respondidas sobre a natureza, causa e neuropatologia da catatonia, e acredito que este livro incentivará os profissionais a realizarem pesquisas adicionais nessa área tão negligenciada.

Dra. Judith Gould
Consultora de Psicologia Clínica do Lorna Wing Centre
for Autism, National Autistic Society (NAS)

Agradecimentos

Muitas pessoas contribuíram para este projeto com inspiração, ideias e apoio intelectual, prático e moral. Eu não conseguiria mencionar todas, mas àquelas que descrevo a seguir, gostaria de reconhecer de forma especial e demonstrar muita gratidão.

- Em primeiro lugar, quero fazer um agradecimento especial ao meu marido, Smit (sim, é sem h mesmo!). Seu apoio incansável em muitas dimensões e seu incentivo em cada estágio são essenciais e preciosos para mim.

- Sou grata aos parentes e amigos que acompanharam o progresso e ofereceram inspiração e incentivo em momentos cruciais. São muitos para mencionar um a um, mas agradeço especialmente a Sohini por suas opiniões e ideias profissionais, e a Apurva, Reyan, Anay e Bindi por me fazerem ir em frente, cada um à sua maneira.

- Agradeço a todas as pessoas autistas e suas famílias com quem me envolvi profissionalmente ao longo dos anos. Eles me ensinaram muito, não apenas sobre autismo e catatonia, mas sobre a vida, persistência e humildade.

- Sinto muita gratidão por todas as pessoas, pais e responsáveis que me deram permissão de forma espontânea e entusiasmada para escrever suas histórias no contexto deste livro.

- Sou muito grata a todos os pais, profissionais, terapeutas, cuidadores, professores e equipes de atendimento que compartilharam estratégias e ofereceram *feedback* sobre a implementação dos diferentes componentes da abordagem psicoecológica.

- Agradeço à dra. Lorna Wing por me apresentar às complexidades do espectro do autismo e ao conceito da catatonia no autismo. Lorna não apenas colaborou estreitamente no trabalho clínico e de pesquisa relevante para este livro, mas atuou também como mentora, colega e amiga inspiradora.

- Agradeço à professora Uta Frith por inspirar meu interesse por todos os aspectos enigmáticos e incomuns do autismo. Seu entusiasmo, incentivo, ideias e comentários sobre rascunhos anteriores foram inestimáveis.

- Sou grata à dra. Judith Gould por seus conselhos, orientação e apoio profissional contínuo ao longo dos anos e especialmente durante a escrita deste livro. Os comentários e sugestões de Judith sobre os rascunhos anteriores do livro foram essenciais e sinto-me honrada por ela ter escrito o prefácio.

- Agradeço à dra. Dinah Murray, que leu e comentou um rascunho anterior do livro e me ofereceu incentivo.

- Gratidão à dra. Sarah Lister-Brook por tecer comentários da perspectiva médica sobre a ACE-S.

- Agradeço à National Autistic Society (NAS) por ter -me apoiado como organização e permitirem que eu apresentasse meu trabalho e ideias sobre catatonia no autismo em conferências, eventos de treinamento e *masterclasses*. Isso foi imensamente útil em minha missão de aumentar o conhecimento sobre o autismo.

- E, por último, mas não menos importante, agradeço à equipe editorial da JKP. Sou grata à Natalie por estimular o projeto, e a Simeon, James e Hannah pelos conselhos úteis durante diferentes estágios da edição e produção do livro.

Prefácio da autora

Sou contatada por pessoas do Reino Unido e do mundo inteiro que tiveram a oportunidade de ler descrições da catatonia relacionada ao autismo e, de repente, perceberam que pode haver um nome e uma explicação para a deterioração na atividade funcional, episódios de "congelamento" e outras dificuldades de mobilidade, movimento e fala, fenômenos de *shutdown* ou bloqueio, que se tornaram um pesadelo para seus filhos ou filhas com autismo e para eles mesmos. As histórias dessas pessoas e suas famílias são semelhantes, mas também diferentes em muitas dimensões. Os elementos comuns que pontuam essas histórias e as unem incluem os efeitos debilitantes, o sofrimento, não ser ouvido ou entendido, diagnóstico incorreto ou falta de diagnóstico, ajuda de múltiplos profissionais consultados, além de um senso de isolamento e falta de esperança.

Conheci o conceito de catatonia no autismo no trabalho da dra. Lorna Wing. Como ocorre com muito do que hoje é amplamente aceito sobre o tema, Lorna Wing teve um momento de iluminação e percebeu a sobreposição entre as características do autismo e da catatonia muito antes de qualquer outra pessoa. Embora inicialmente essa sobreposição nos interessasse em termos acadêmicos e de pesquisas, foi a deterioração da atividade funcional e a exacerbação dos aspectos da catatonia em algumas pessoas com autismo, além do sofrimento e estresse das pessoas afetadas e de suas famílias, que se tornaram nosso foco.

Percebemos rapidamente que até mesmo a simples explicação e o entendimento de alguns dos sintomas e fenômenos surpreendentes que as crianças apresentavam em alguns dias, mas não em outros, em algumas situações, mas não em outras, era útil e ajudava os pais a lidar com a situação e a contatar serviços e ajuda profissional relevantes. Recentemente,

Autismo: catatonia, *shutdown* e *breakdown*

essa percepção passou a ser considerada válida e a aplicar-se também a pessoas autistas com alto funcionamento intelectual, algumas das quais começam a ser reconhecidas e a obter ajuda profissional para suas dificuldades de longa duração associadas à catatonia, e que antes eram diagnosticadas incorretamente, entendidas erroneamente ou, simplesmente, não reconhecidas como verdadeiras.

Minhas experiências transformadoras em meu trabalho clínico com catatonia e autismo ocorreram quando conheci um jovem, que chamarei de Ryan. Na época, eu prestava serviço especializado para deficiências de aprendizagem a uma equipe comunitária, aconselhando-a sobre encaminhamentos de pessoas com autismo e outros desafios complexos. Ryan tinha 23 anos e vivia com a mãe, sua única cuidadora. Na primeira visita, surpreendi-me com a grave catatonia crônica de Ryan, o estilo de vida restritivo e isolado dele e da mãe, além da tristeza e do desamparo expressados pela mãe, que parecia resignada ao fato de não haver explicação e ajuda para a "doença" misteriosa que afetava o jovem desde que ele deixara a escola, aos 16 anos de idade. Ryan era terrivelmente magro, ficava sentado no sofá com o pescoço e a cabeça retorcidos, não falava nem se movia. Ele mal abria a boca enquanto sua mãe o alimentava com paciência e amor, durante duas a três horas. Três aspectos do meu trabalho com ele foram muito significativos e relevantes para a escrita deste livro.

Em primeiro lugar, Ryan já havia passado por vários psiquiatras, neurologistas e psicólogos adultos e pediátricos, que abandonaram seu caso após descartarem depressão (visto que ele não respondia a medicamentos antidepressivos) e causas orgânicas e/ou neurológicas, porque nada havia sido detectado em diferentes exames médicos, incluindo EEG, IRM e exames de sangue, entre outros. O fato dele não ter sido diagnosticado com catatonia relacionada ao autismo não era surpreendente em meados dos anos 1990, pois a literatura sobre o assunto era escassa na época. Entretanto, o desconcertante é que o conhecimento e o reconhecimento da catatonia, de *shutdown* e *breakdown* em pessoas autistas ainda hoje é muito limitado.

O segundo aspecto importante do trabalho com Ryan e sua mãe foi nossa percepção salvadora para ambos, que veio ao reconhecermos, entendermos e darmos um nome a sua deterioração "misteriosa". Isso não apenas acabou com o isolamento e desamparo, mas deu-lhes o poder do conhecimento e uma energia renovada, além da motivação para obter ajuda e serviços que de fato transformassem a existência e a vida de Ryan e, em consequência, de sua mãe.

O terceiro aspecto teve a ver com a forma como ele conseguiu responder e superar a postura e as dificuldades de movimento da catatonia com apoio individualizado gentil, lembretes verbais e físicos, e ao trabalhar em tarefas não verbais dos testes psicológicos, que o estimulavam e desafiavam em termos cognitivos. Ryan conseguiu sentar-se, manter a cabeça ereta e fazer movimentos suaves com excelente destreza e habilidades motoras finas. Enquanto trabalhava nas tarefas, seu corpo todo parecia relaxar, sua expressão facial vazia transformava-se gradualmente e seus olhos antes desinteressados se acendiam. Foi como se ele se aquecesse gradualmente e voltasse à vida saindo de um estado semicongelado. Ele se conectou e interagiu com as tarefas demonstrando interesse, motivação e concentração, sorrindo quando eu o incentivava e elogiava seu desempenho. Senti-me perplexa por ver sua resposta e a evidência de sua alta capacidade intelectual "travada". Lembro que, em meu entusiasmo, liguei para a dra. Lorna e pedi-lhe que viesse ver que Ryan conseguia responder e de que modo poderíamos oferecer apoio a ele e sua família.

Esse foi o nascimento da abordagem psicológica "Shah e Wing" à catatonia no autismo. À medida que atendíamos mais pessoas e suas famílias e pesquisávamos sobre a catatonia no autismo, tornou-se cada vez mais claro que a manifestação de catatonia no autismo era muito diferente da catatonia aguda e grave descrita na literatura psiquiátrica. Portanto, deveria ser entendida e manejada de forma diferente e ser associada ao autismo subjacente da pessoa e às razões para seu *shutdown*.

Enquanto via mais e mais pessoas autistas com diferentes manifestações e diversos níveis de catatonia, percebi suas flutuações, respostas e comportamentos em diferentes demandas e situações externas. Então me dispus a usar meu conhecimento e habilidades como psicóloga clínica no autismo e ajudar esses indivíduos e suas famílias tanto quanto pudesse. Eu já me interessava por usar um modelo de estresse-vulnerabilidade-*breakdown* para avaliar pessoas autistas com problemas secundários complexos e aconselhar pais, cuidadores, profissionais multidisciplinares, funcionários e provedores de saúde usando uma abordagem biopsicoecológica. Comecei a aplicar a mesma abordagem ao entendimento e trabalho com pessoas autistas com catatonia e *breakdown* relacionado. Tive a oportunidade de trabalhar com indivíduos, famílias e provedores de serviços de saúde para encontrar soluções sob medida para os problemas complexos de gerenciar, conviver com esses problemas e encontrar ajuda e serviços para um transtorno mal compreendido e aceito. Comecei a criar um catálogo de *insights* clínicos e estratégias, trabalhando com os indivíduos, suas famílias e cuidadores.

Não escrevi este livro para debater aspectos acadêmicos ou teóricos da catatonia em pessoas autistas. Ele foi criado para ser um guia prático para pais, cuidadores e profissionais; para aumentar o conhecimento, interesse e reconhecimento; e para compartilhar *insights* e estratégias clínicas utilizando uma abordagem psicoecológica. Espero que as descrições detalhadas de diferentes manifestações de catatonia em pessoas autistas e a Avaliação da Catatonia no Autismo (ACE-S) sejam úteis para o reconhecimento precoce, uma conceitualização comum e o manejo oportuno.

Para alcançar meus objetivos ao escrever este livro, incorporei histórias da vida real de pessoas com as quais interagi profissionalmente ao longo dos anos. Sei que indivíduos com autismo e seus familiares e amigos apreciarão este livro e muitos se identificarão com as histórias e emoções relacionadas. O livro também pode capacitá-los para convencer profissionais de saúde e de serviços sociais a pensar de outra forma e com criatividade sobre a descoberta e o financiamento de serviços e sistemas de apoio.

Espero que os profissionais que lerem este livro obtenham novos *insights* sobre os conceitos de catatonia, *shutdown* e *breakdown* em crianças e adultos autistas. Com isso, poderão conceitualizar as dificuldades apre-

Prefácio da autora

sentadas de modo diferente e incorporar as ideias e estratégias em sua prática profissional. Estou otimista de que, como resultado, pessoas autistas e suas famílias verão mudanças nos níveis de apoio e serviços, não apenas sob a perspectiva profissional, mas de um ponto de vista compassivo e humanitário. Espero que os pesquisadores se sintam atraídos pela investigação deste aspecto enigmático do autismo. A sobreposição entre autismo e catatonia é altamente relevante e importante demais para ignorarmos em nossa tentativa de entender a natureza do próprio autismo.

Finalmente, à medida que o conhecimento e a aceitação aumentam, estou convencida de que as estimativas atuais de prevalência da catatonia no autismo continuarão mudando e aumentando e que muitos subtipos serão identificados. A história da catatonia no autismo provavelmente é semelhante à do autismo em geral. Recordo as magras taxas de prevalência das estimativas de autismo dos anos 1970 e início dos anos 1980, quando muitos de nós experimentávamos a mesma frustração e espanto ao tentarmos convencer profissionais da saúde, educação e de serviços sociais sobre as muitas manifestações e complexidades do autismo. Meu objetivo final e mais amplo ao escrever este livro é mudar o entendimento, a aceitação e as atitudes em benefício dos indivíduos autistas que já sofrem com os efeitos e consequências devastadoras dos enganos históricos, e impedir que isso ocorra com outros, pelo aumento do conhecimento sobre este tema.

Nota Editorial

Mantivemos, neste livro, os termos *shutdown* e *breakdown* sem usar uma palavra específica em português para cada um deles, porque a autora expressa com eles condições complexas relacionadas ao autismo que extrapolam o simples "desligamento", que é a tradução literal de *shutdown* ou "colapso", tradução literal de *breakdown*.

Esses conceitos são amplamente abordados ao longo do livro, mais especificamente nos capítulos 1 e 2, mas não apenas neles. Ao longo das histórias reais, das explicações sobre as causas, nas soluções e aplicações práticas e na Avaliação da Catatonia do Autismo, a autora vai esclarecendo cada vez mais essas situações complexas da catatonia, do *shutdown* e do *breakdown* relacionados ao autismo.

Esperamos que esta obra traga novos conhecimentos a você, colabore para que as pessoas autistas tenham melhor qualidade de vida com o máximo desenvolvimento, de modo que vivam plenamente e com alegria.

Capítulo 1

Introdução

A catatonia é um transtorno complexo e multifacetado, e não há uma definição simples ou aceita de forma geral. É fácil reconhecer quando ocorre na forma aguda e grave, com os sinais clássicos de imobilidade, ausência de movimento, mutismo e manutenção de posturas (catalepsia). Contudo, quando é crônica, complexa e associada com outros transtornos como o autismo, sua definição e reconhecimento tornam-se muito mais complicados.

Já foi bem documentado e estabelecido que a catatonia abrange uma ampla faixa de fenômenos que podem ocorrer por conta própria ou com uma gama de outros problemas, além do autismo (ROGERS, 1992). A catatonia em formas variadas pode ocorrer em pessoas com transtornos de humor, segundo relatos (FINK e TAYLOR, 2003), com síndrome de Down (GHAZIUDDIN, NASSIRI e MILES, 2015; WORLEY *et al.*, 2015) e com vários outros transtornos médicos e neurológicos. Sacks (1982) descreveu fenômenos complexos de catatonia em pacientes pós-encefalíticos.

Todo um leque de anormalidades de postura, movimento, fala e comportamento tem sido observado clinicamente e considerado de natureza catatônica por vários médicos (por exemplo, BUSH, *et al.* 1996; JOSEPH, 1992; ROGERS, 1992). Qualquer desses aspectos pode suceder em vários níveis de gravidade e em diferentes combinações, com múltiplas manifestações.

No contexto do autismo, a catatonia é difícil de entender e definir. Ela pode ser confusa, pois estamos lidando com dois espectros complexos nos quais as manifestações claras dos transtornos podem variar imensamente, tanto em conteúdo quanto em gravidade. Uma dificuldade adicional é causada pela sobreposição entre algumas das características da catatonia e as características do autismo.

Autismo: catatonia, *shutdown* e *breakdown*

A história da catatonia na literatura psiquiátrica é longa e complexa. O termo "catatonia" foi criado por Kahlbaum em 1874, em seu livro *Catatonia or tension insanity* (1973 [1874]), para se referir a uma síndrome psiquiátrica distinta. No final do século XIX e começo do século XX, ela foi descrita como uma condição clínica e estudada em crianças e adultos por diferentes grupos de psiquiatras. Havia um debate prolífico envolvendo sua classificação, especialmente se seria uma doença em si mesma, um tipo de esquizofrenia ou psicose ou uma expressão precoce dessas condições.

Durante esse período inicial, havia interesse crescente na identificação e descrição da catatonia em crianças, e foi adotado o termo "catatonia infantil" (KRAEPELIN, 1907 [1903]). Embora as comparações sejam difíceis, é interessante notar que alguns dos casos descritos por Maudsley (1867) e De Sanctis (1908) podem ter exibido uma combinação de transtorno do espectro do autismo (TEA) (como o entendemos atualmente) e características de catatonia.

O engano que associou a catatonia apenas à esquizofrenia teve início no começo do século XX. Kraepelin (1903) a descreveu como uma forma de "demência precoce". Bleuler (1908) criou o termo "esquizofrenia" para substituir o termo de Kraepelin, "demência precoce" e, assim, a catatonia veio a ser considerada um subtipo de esquizofrenia. Essa visão prevaleceu e se consolidou em sistemas de classificação, manuais diagnósticos e, na verdade, na mente e na prática clínica da maioria dos profissionais. Isso ocorreu apesar de evidências clínicas e de pesquisas que indicavam o contrário (FINK e TAYLOR, 2003).

Em nosso trabalho clínico, Lorna Wing e eu tivemos dificuldade para convencer profissionais que acreditavam firmemente que qualquer pessoa que exibisse catatonia deveria ser esquizofrênico. Às vezes, era impossível fazer os profissionais entenderem que a catatonia era uma condição separada, que podia ocorrer isoladamente ou junto com outros transtornos. Lembro de Lorna Wing descrevendo suas experiências de trabalho em hospitais psiquiátricos de longa permanência. Ela estava convencida de que, tendo em vista o que sabemos agora sobre catatonia e autismo, muitos dos pacientes que haviam recebido diagnóstico de esquizofrenia catatônica provavelmente foram diagnosticadas erroneamente. Ela considerava altamente provável que alguns desses pacientes tinham autismo ou síndrome de Asperger não diagnosticados, mas também haviam desenvolvido catatonia, em vez de serem esquizofrênicos. Isso foi salientado no estudo conduzido por Nylander e Gillberg (2001) e discutido com relação a taxas de prevalência crescentes de autismo por Wing e Potter (2002).

Embora fosse mais mencionada como surgindo com outros problemas orgânicos e médicos, e também como efeito colateral de medicamentos psiquiátricos (FINK e TAYLOR, 2003), a catatonia permanecia associada à esquizofrenia e a psicoses. Isso se devia, provavelmente, pelo uso amplo de manuais diagnósticos como o *Manual Diagnóstico e Estatístico de Transtornos Mentais* (DSM, *Diagnostic and Statistical Manual of Mental Disorders*) e a *Classificação Internacional de Doenças* (CID, *International Classification of Diseases*) como verdades absolutas, em vez de atuarem como guias para os profissionais.

As três primeiras edições do DSM (AMERICAN PSYCHIATRIC ASSOCIATION, APA, 1952, 1968, 1980) mencionavam a catatonia apenas como uma forma de esquizofrenia. Infelizmente, nem mesmo o DSM-4 (APA, 2000) refletia a ocorrência mais ampla da catatonia, que ainda estava associada à esquizofrenia, embora reconhecesse que estava ligada a transtornos maiores de humor e a condições médicas gerais.

No DSM-5 (APA, 2013) a catatonia não é mais considerada um tipo de esquizofrenia. A categoria do subtipo de "esquizofrenia catatônica" foi totalmente abolida, junto com outros subtipos de esquizofrenia. A catatonia foi simplificada, sendo apresentada de forma mais consistente e listada como um especificador de episódio em diferentes transtornos psicóticos ou transtornos de humor maiores. Há uma categoria diagnóstica adicional de catatonia sem outra especificação e que pode ser aplicada à catatonia presente em vários transtornos do desenvolvimento, incluindo o autismo. Entretanto, a definição de catatonia do DSM-5 ainda é problemática e causa dificuldades práticas na aplicação dos critérios à catatonia no autismo: a catatonia é definida na presença de pelo menos três das seguintes manifestações: catalepsia, flexibilidade cérea, estupor, posturas incomuns, agitação, mutismo, negativismo, maneirismos, estereotipias, caretas faciais, ecolalia e ecopraxia. Médicos e cuidadores de autistas perceberão imediatamente que os sete últimos itens dessa lista de doze itens aparecem frequentemente em crianças e adultos autistas e, na verdade, são características catatônicas bem estabelecidas que se sobrepõem às características autísticas (LEARY e HILL, 1996; WING e GOULD, 1979; WING e SHAH, 2006). Se os profissionais aplicarem os critérios descritos aqui rigidamente e usarem apenas uma abordagem diagnóstica por categorias, tentando aplicá-la a autistas, há grande possibilidade de o diagnóstico de catatonia ser aplicado apenas aos casos mais graves de catatonia aguda (com estupor, flexibilidade cérea, mutismo e posturas), ou de o diagnóstico ser aplicado incorretamente a pessoas com autismo que apresentam as características sobrepostas. *E mais importante, os médicos não reconhecerão e vão diagnosticar a manifestação de catatonia mais frequente no autismo, que é uma deterioração/breakdown gradual no funcionamento e dificuldade com movimentos voluntários.* Além disso, indivíduos com alta funcionalidade apresentam dificuldades episódicas semelhantes à catatonia, e aqueles que apresentam *shutdown* intermitente não serão reconhecidos e não obterão apoio.

A definição de catatonia e sua ligação com a esquizofrenia está ultrapassada na CID 10 (WHO, 1992). Felizmente, na CID 11 (WHO, 2018), a sua definição foi atualizada e permite o diagnóstico no contexto de diferentes distúrbios, incluindo autismo. O capítulo sobre distúrbios mentais e comportamentais da CID 11 está disponível *on-line* na forma de rascunho, para uso e comentários de médicos.

A definição de catatonia na proposta de rascunho da CID 11 (WHO, 2018) é a seguinte:

> A catatonia é uma perturbação acentuada no controle voluntário dos movimentos, caracterizada por diversos dos seguintes: extrema lentificação ou ausência de atividade motora, mutismo, atividade motora aleatória não relacionada com estímulos externos, adoção e manutenção de posturas rígidas, incomuns ou bizarras, resistência a instruções ou tentativas de ser

movido ou obediência automática a instruções. A catatonia pode ser diagnosticada no contexto de certos transtornos mentais específicos, incluindo transtornos de humor, esquizofrenia e transtorno do espectro do autismo.

Portanto, é positivo que também na CID 11 a catatonia não esteja mais vinculada apenas à esquizofrenia e haja o reconhecimento de que ela pode ocorrer no contexto de TEA. As características definidoras não abrangem todas as manifestações clínicas de catatonia em indivíduos autistas. Esperamos que isso seja corrigido em resposta a comentários de profissionais da área.

A forma aguda mais grave e clássica de catatonia, como descrita na literatura psiquiátrica e nos manuais de diagnóstico psiquiátrico, pode acontecer em pessoas autistas, mas é rara (BILLSTEDT, GILLBERG e GILLBERG, 2005; WING e SHAH, 2000). Manifestações de catatonia no autismo geralmente são graduais, crônicas e complexas, como descreverei a seguir. No momento, não temos um quadro completo da gama de manifestações de catatonia no autismo, e novos subgrupos continuam a surgir. Até que as definições, subgrupos e limites da sobreposição se tornem mais claros, o valor de utilizar descrições e métodos desenvolvidos na prática clínica para o diagnóstico e manejo seria apenas investigativo.

Subtipos de manifestações de catatonia no transtorno do espectro autista

Durante nossos extensos estudos clínicos e de pesquisa sobre o autismo e a sobreposição entre as duas condições, bem como sobre o desenvolvimento de deterioração e *breakdown* relacionados à catatonia em pessoas com TEA, identificamos alguns tipos principais de manifestações de catatonia, descritos a seguir.

1. Catatonia crônica e deterioração e *breakdown* tipo catatonia

Esse tipo de catatonia pode se manifestar de diferentes maneiras em indivíduos autistas. O aspecto definidor mais importante é a deterioração ou a alteração na capacidade do indivíduo de realizar movimentos e atividades voluntárias a ponto de afetar seu funcionamento diário, sua independência, seu comportamento e qualidade de vida. Esse tipo de catatonia costuma ter impacto negativo severo na vida das pessoas afetadas, embora elas possam não exibir nenhum dos sinais mais clássicos do tipo agudo de catatonia, como estupor, mutismo catalepsia, flexibilidade cérea e posturas. Alguns indivíduos com catatonia crônica podem apresentar esses aspectos em um nível leve e de forma intermitente e, em outros, ela pode progredir para um nível mais grave, com muitos dos aspectos clássicos do tipo agudo de catatonia.

Esse tipo de catatonia crônica ocorre frequentemente com níveis variáveis de regressão das habilidades e da independência e com *breakdown* autista mais geral. Na verdade, a deterioração relacionada à catatonia no autismo pode ser considerada um tipo de *breakdown* autista. Indivíduos autistas são suscetíveis a diferentes tipos de *breakdown*, dependendo do tipo subjacente de autismo, de seu perfil psicológico e de sua personalidade.

2. Catatonia aguda (geral)

Esse tipo de catatonia pode ocorrer em crianças e adultos autistas, semelhantemente a outros problemas mentais, neurológicos e médicos. Geralmente é uma condição aguda e manifesta os sintomas clássicos da catatonia, que incluem imobilidade e estupor, além de mutismo, catalepsia e flexibilidade cérea. Outros aspectos clássicos como obediência automática, catalepsia, flexibilidade cérea e posturas também tendem a ocorrer. Esse tipo de catatonia pode ocorrer em indivíduos autistas com nível de gravidade variável. E ela pode avançar para um nível mais grave, que exige atenção médica urgente com alimentação, hidratação e manutenção das funções vitais do paciente. Psiquiatras, neurologistas, psicólogos e outros profissionais da área médica estão mais familiarizados e, por isso, reconhecem e diagnosticam essa forma aguda e geral de catatonia em pessoas autistas com mais facilidade do que o tipo crônico descrito no item 1.

3. Catatonia como *shutdown*

Crianças e adultos autistas podem exibir um *shutdown* (desligamento) temporário da interação social e comunicação em momentos de estresse e ansiedade agudos, como em épocas de exames. Nesses casos, o indivíduo retorna ao normal tão logo o evento estressante termine. Muitos indivíduos autistas passam por períodos prolongados de *shutdown*, ou o exibem com outros aspectos da deterioração tipo catatonia. O *shutdown* afeta o indivíduo autista de diferentes maneiras. Ele pode retrair-se totalmente do ambiente externo; pode ser incapaz de se comunicar ou responder; encolher-se em posição fetal; engajar-se apenas em ações repetitivas autoiniciadas. Algumas pessoas com episódios de *shutdown* podem não exibir qualquer dificuldade de movimento associada com catatonia ou exibi-las intermitentemente.

4. Dificuldades tipo catatonia episódicas e/ou vitalícias

Em muitos indivíduos autistas de alto funcionamento, a catatonia nem sempre é uma deterioração ou *breakdown*, mas pode ser uma dificuldade crônica ou episódica na iniciação de movimentos e atividades. Isso começa a ser reconhecido à medida que somos contatados por indivíduos autistas com alto funcionamento, que associam suas dificuldades de iniciação de movimentos com a catatonia. É provável que a catatonia seja melhor reconhecida e muito mais prevalente à medida que aumentarmos o conhecimento; e os indivíduos afetados possam assim buscar confirmação do diagnóstico de suas dificuldades e a ajuda e o apoio que seriam negados a eles anteriormente. Indivíduos autistas que apresentam essa catatonia "episódica" tendem a ser negligenciados por profissionais e serviços devido à descrença. Isso ocorre por terem capacidade funcional de alto nível e muito boa em outros momentos, apesar dos problemas de iniciação que quase os "paralisam" temporariamente.

5. Características da catatonia (não necessariamente diagnósticas de catatonia no autismo)

Muitas características associadas à catatonia também ocorrem no transtorno do espectro autista desde a primeira infância (LEARY e HILL, 1996; WING e ATTWOOD, 1987; WING e SHAH, 2006). Elas incluem movimentos estereotipados, caretas, leve comportamento de postura, ecolalia, movimentos repetitivos complexos como girar, entre outras. *Quando essas características não representam deterioração no funcionamento nem afetam a independência ou a qualidade de vida da pessoa, podem ser descritas como parte do perfil autístisco do indivíduo sem diagnóstico adicional de catatonia.*

Uma vasta gama dessas características estão incluídas na Diagnostic Interview for Social and Communication Disorders (Entrevista diagnóstica de avaliação para déficits de comunicação e sociais), DISCO. Essa entrevista consiste em um roteiro para o diagnóstico do autismo e transtornos relacionados e uma avaliação do perfil e das necessidades individuais (LEEKAM *et al.*, 2002; WING *et al.*, 2002). A entrevista DISCO contém perguntas a respeito de todos os tipos de comportamentos motores e incomuns, incluindo 28 itens similares aos que são encontrados em listas de características de catatonia. É útil para elencar quantos comportamentos podem ocorrer pela primeira vez ou os que podem aumentar em relação à frequência ou gravidade durante a deterioração ou episódios catatônicos. As características tipo catatonia incluem:

- movimentos – marcha estranha, coordenação pobre, posturas estranhas das mãos, girar em círculos, balançar sentado, movimentos corporais complexos, andar na ponta dos pés, caretas, ausência de expressão facial;

- fala e vocalizações – ecolalia imediata, ecolalia tardia, entonação estranha, gritar sem motivo, rir sem motivo;

- contato visual – contato visual pobre, olhar "de lado", olhar fixamente;

- fascinação visual – girar objetos, torcer as mãos perto dos olhos, inspecionar objetos por ângulos diferentes;

- comportamentos antissociais – gritar sem razão, agressividade sem razão, falta de cooperação, comportamento destrutivo, tirar roupas, hábitos pessoais inadequados (p. ex. brincar com a saliva), hiperatividade.

Relatamos a presença e a frequência dessas 28 características tipo catatonia em pessoas autistas, com transtornos de aprendizagem, com disfunção da fala e em um grupo com desenvolvimento típico (WING e SHAH, 2006). Em resumo, descobertas importantes e interessantes mostraram que havia alta frequência de características tipo catatonia em pessoas com transtorno do espectro autista. Havia também alguma tendência de melhora com a idade. Curiosamente, muitas dessas características também foram encontradas em crianças com transtornos de aprendizagem e transtornos específicos da fala, mas em quantidade bem menor.

Prevalência da catatonia no TEA

O primeiro estudo sistemático sobre a prevalência da catatonia no TEA, de Wing e Shah (2000), demonstrou que 17% das pessoas com autismo com 15 anos ou mais apresentavam deterioração crônica da catatonia, conforme descrito anteriormente. Essa observação foi baseada em um grupo de pessoas que frequentava uma clínica de diagnóstico. As conclusões desse estudo estão resumidas no próximo capítulo. Uma taxa semelhante foi relatada pelo único estudo (BILLSTEDT *et al.*, 2005) que usou critérios e definições similares. Outros estudos (BREEN e HARE, 2017; GHAZIUDDIN, DHOSSCHE e MARCOTTE, 2012; HUTTON *et al.*, 2008; OHTA, KANO e NAGAI, 2006) forneceram estimativas de prevalência que variam de 12% a 20% Os estudos não são realmente comparáveis, pois utilizam critérios, terminologia e metodologia diferentes. As taxas de prevalência relatadas até agora para a catatonia no autismo fornecem estimativas mínimas e confirmam que as dificuldades tipo catatonia afetam uma minoria substancial de pessoas autistas. Conforme o conhecimento aumenta e as diferentes manifestações de catatonia em pessoas com autismo são identificadas, aumenta também a probabilidade de que as taxas de prevalência se tornem muito mais elevadas.

É provável que a história da catatonia no autismo seja similar à história do autismo, com aumento nas taxas de prevalência à medida que manifestações heterogêneas e subgrupos venham à tona e o conhecimento e a identificação aumentem. Durante a escrita deste livro, fui me tornando cada vez mais ciente das garotas extremamente inteligentes que desenvolveram problemas e períodos de *shutdown* tipo catatonia na escola e cujos diagnósticos de autismo e catatonia falharam. É provável que haja um número significativo de crianças e adultos que estejam vivendo e lutando contra o autismo e a catatonia e o *breakdown* relacionado sem diagnóstico. Assim, as taxas atuais de prevalência devem ser consideradas estimativas mínimas, por enquanto.

Capítulo 2

Manifestações de catatonia, *shutdown* e *breakdown* no autismo

Lorna Wing e eu conhecemos e nos interessamos pela catatonia no autismo durante análises de crianças e adultos para a realização de avaliações diagnósticas detalhadas usando a Entrevista Diagnóstica para Distúrbios Sociais e de Comunicação (Diagnostic Interview for Social and Communication Disorders, DISCO) e uma avaliação psicológica abrangente do indivíduo. A entrevista DISCO é baseada em um método multidimensional de diagnóstico desenvolvido por Lorna Wing e Judith Gould (WING *et al.*, 2002). Ela é usada para diagnóstico e obtenção de perfis clínicos detalhados, além de informações contextuais adicionais que afetam o indivíduo com TEA. Inclui vários itens relevantes para identificação de características sobrepostas do tipo catatonia, conforme discutido no Capítulo 1.

Com o tempo, percebemos que havia um "subtipo" clínico nos indivíduos com TEA que apresentavam um padrão de deterioração, regressão e dificuldades de movimento associado à catatonia na literatura psiquiátrica. Inicialmente estávamos relutantes em nos referirmos a essas dificuldades na esfera da "catatonia", já que esses indivíduos não mostravam o tipo clássico de catatonia aguda e severa. Gradualmente, fomos tomando do conhecimento de indivíduos com histórias e padrões de deterioração semelhantes que também apresentavam as características mais clássicas de catatonia – como estupor, flexibilidade cérea e posturas. Os quadros clínicos e as sobreposições nos fizeram perceber que o que estávamos observando eram fenômenos complexos de catatonia, manifestados de

Autismo: catatonia, *shutdown* e *breakdown*

várias formas diferentes por indivíduos com TEA, com variações de um dia para o outro, ao longo do tempo e em situações diferentes. Decidimos nos referir a eles como um grupo que apresentava "deterioração tipo catatonia" ou "*breakdown* do tipo catatonia" e mais tarde começamos a usar esses termos intercambiando-os com "catatonia relacionada ao autismo" e "catatonia no autismo". Algumas vezes, adotamos também o termo "catatonia autista" usado por Hare e Malone (2004). Neste livro, usei todos esses termos de maneira intercambiável para me referir às manifestações de catatonia em indivíduos autistas.

Lorna Wing e eu chamamos a atenção pela primeira vez para um tipo crônico de catatonia em pessoas com TEA em nosso artigo precursor intitulado "Catatonia in autism spectrum disorders" (Catatonia em transtornos do espectro autista) (WING; SHAH, 2000). Esse foi o primeiro estudo sistemático da prevalência e da manifestação clínica da catatonia no TEA e sua associação às características subjacentes do TEA. Antes disso, vários autores publicaram relatos de casos de catatonia do tipo geral aguda em indivíduos com autismo, como Dhossche, 1998; Leary e Hill, 1996; Zaw *et al.*, 1999.

Nosso estudo destacou o início gradual da catatonia crônica e o fato de que se tratava de uma deterioração do funcionamento e do comportamento, além das diferentes formas pelas quais as características-chave subjacentes da catatonia poderiam afetar os indivíduos com TEA. Os detalhes e os resultados do estudo foram apresentados no artigo citado publicado no *The British Journal of Psychiatry*. As principais conclusões foram:

- A deterioração do tipo catatonia ocorria em 17% dos indivíduos com 15 anos ou mais na população clínica estudada. Esses indivíduos demonstravam deterioração acentuada e óbvia nos movimentos, no padrão de atividades e nas habilidades práticas de autocuidado em comparação com os níveis anteriores.

- O nível de gravidade e a real manifestação das características e dificuldades da catatonia variavam em diferentes indivíduos. Alguns precisavam de orientação para realizar movimentos e atividades em alguns dias e em certas situações. Outros haviam se tornado muito dependentes e necessitavam de orientação diariamente para quase todas as atividades. Alguns indivíduos precisavam de apoio físico e apresentavam grave regressão na independência física e motora.

- Indivíduos que apresentavam deterioração tipo catatonia eram estatisticamente mais propensos a ter um tipo de prejuízo social subjacente "passivo" na escala da deficiência social definida por Wing e Gold (1979). Os que apresentavam deterioração semelhante à catatonia também tinham estaticamente mais probabilidade de ter prejuízo na expressão da linguagem antes do início da deterioração.

- Curiosamente, os seguintes fatores não foram associados de maneira significativa à deterioração tipo catatonia: idade, gênero, QI, subgrupo diagnóstico (autismo ou síndrome de Asperger) e histórico de epilepsia.

- Embora os indivíduos afetados não pudessem descrever suas dificuldades ou possíveis causas, muitos pais sugeriram uma variedade de fatores desencadeadores: estresse nos exames escolares, luto e perda da rotina, organização e ocupação após a saída da escola, além de dificuldades da puberdade e adolescência.

Catatonia, *shutdown* e *breakdown*: descrição detalhada das manifestações

Desde nosso estudo precursor, continuamos a observar grande quantidade de indivíduos autistas com catatonia crônica, tanto na prática clínica quanto como parte de nossas pesquisas. Tivemos a possibilidade de definir com mais detalhes as características subjacentes e as manifestações observadas. Esta seção se divide em três partes:

- dificuldades e manifestações primárias;

- dificuldades secundárias e *breakdown* no autismo;

- consequências para os indivíduos e suas famílias.

Dificuldades e manifestações primárias

1. Aumento da lentidão.
2. Dificuldades de movimento ("congelar" e parar o que estava fazendo).
3. Anormalidades de movimentos.
4. Dependência de orientação.
5. Passividade e aparente falta de motivação.
6. Posturas.
7. Períodos de *shutdown*.
8. Excitação catatônica.
9. Flutuações das dificuldades.

1. Aumento da lentidão

Essa é, frequentemente, embora nem sempre, a primeira indicação do início de *breakdown* do tipo catatonia. A lentidão comparada ao ritmo normal do indivíduo é perceptível especialmente durante:

- o andar;
- respostas verbais a qualquer pergunta;
- resposta a uma instrução;
- atividades de autocuidado, como se vestir, comer, usar o banheiro;
- a hora das refeições.

O indivíduo pode apresentar dificuldade para acompanhar o ritmo de um grupo. Muitas vezes ocorrem períodos de inatividade ou imobilidade entre ações que parecem ser lentidão. Os indivíduos podem ficar parados por um tempo antes de começar a caminhar, ou parar e ficar imóveis durante o curso da caminhada antes de retomar o movimento. Durante as refeições, o indivíduo pode parecer estar olhando para o espaço e fazer longos intervalos entre cada bocada.

2. Dificuldades de movimento

Podem afetar qualquer movimento voluntário e se apresentam como uma dificuldade em iniciar ou parar o movimento e "congelar" durante os movimentos ou durante a ação. As manifestações mais comuns estão descritas a seguir.

- **Dificuldade em iniciar o movimento:** pode ser muito óbvio ou sutil. A pessoa pode ter dificuldade em levantar o pé para começar a andar ou em determinadas transições, como degraus ou subir ou descer de calçadas. Pode permanecer em pé ou sentada e não ser capaz de se levantar da cadeira ou do banco do carro, por exemplo. Durante as refeições, a pessoa fica olhando para a comida e não consegue começar a comer. Em alguns casos, afeta a capacidade de sair da cama e começar a rotina matinal. A dificuldade em iniciar o movimento pode afetar qualquer movimento voluntário. Alguns indivíduos são incapazes de abrir os olhos voluntariamente e permanecem de pálpebras fechadas de forma intermitente.

- **"Congelar" ou parar o que estava fazendo:** o indivíduo para no meio da realização de uma ação/movimento ou atividade. A duração do "congelamento" pode variar de alguns segundos a vários minutos antes do movimento ser retomado. A pessoa pode "congelar" durante a ação. Por exemplo, segurar a escova de dentes ou de cabelo e iniciar a ação, mas parar de repente como se estivesse "congelada". Às vezes, o congelamento a impede de executar uma atividade, como levantar-se a tempo de ir ao banheiro, por exemplo. O congelamento pode acontecer a qualquer momento e a pessoa ficar presa no banheiro por horas, ou não conseguir sair da cama, o que muitas vezes é interpretado como "preguiça", "falta de cooperação" ou uma "dificuldade de comportamento desafiador".

  Alguns indivíduos, especialmente aqueles com alto funcionamento, parecem ficar congelados "mentalmente" e desenvolver padrões de pensamento repetitivo e rituais mentais, ficando presos a eles. Em alguns, o "congelamento mental" pode ocorrer junto com o "congelamento físico" ou separadamente. Pode haver aumento na gravidade dos movimentos repetitivos, nos comportamentos e pensamentos repetitivos e ritualísticos, e/ou início ou aumento de medos irracionais.

- **Hesitações e movimentos de/para:** a pessoa afetada pode apresentar hesitação em movimentos e ações ou fazer vários movimentos de/para antes de completar a ação. Um exemplo é mover a mão para frente e para trás, fazendo tentativas de pegar um objeto/xícara de chá etc. Ou o indivíduo pode ir para frente e para trás antes de começar finalmente a andar para frente.

- **Dificuldade em ultrapassar limites/transições:** a pessoa para, hesita ou anda para frente e para trás antes de passar por portas ou quando passa por diferentes pisos. Por exemplo, quando passa de uma rua pavimentada para uma rua sem pavimento; de um piso acarpetado para um piso sem carpete; ao se deparar com escadas no caminho ou na calçada; ao cruzar a rua, sendo incapaz de descer do meio-fio e pisar no pavimento.

- **Dificuldade de parar um movimento ou ação depois de iniciado:** pode parecer um ritual ou rotina estendida, ou perseverança repentina em qualquer tarefa até o ponto de exaustão.

- **Efeitos sobre a fala:** as dificuldades de movimento podem afetar o conteúdo, a fluência e o volume da fala. Muitas vezes, uma pessoa que era capaz de falar fluentemente e se comunicar bem começa a falar em sussurros ou hesita bastante (semelhante à gagueira), ou, de modo geral, fala e se comunica muito menos do que antes. As dificuldades de fala podem progredir a níveis severos até a pessoa ficar muda o tempo todo ou em situações específicas.

- **Dificuldades para comer e beber:** incluem lentidão geral, dificuldade nos movimentos necessários para comer com garfo e faca ou incapacidade de completar o movimento com facilidade. Muitas vezes os movimentos necessários para mastigar e engolir são afetados. O indivíduo pode manter o alimento na boca por muito tempo ou comer quantidades bem pequenas ou ainda ficar incapaz de mastigar ou engolir. As consequências são bastante severas e preocupantes, como perda inexplicável de peso, falta de nutrição e ameaças óbvias à saúde e ao bem-estar. Dificuldades para comer e beber e perda de peso podem ser sérias complicações de catatonia e precisam ser monitoradas.

- **Passar muito tempo em um lugar:** como no lavabo, banheiro ou quarto, em comparação com o lugar anterior, por exemplo. Esse fato pode estar relacionado à dificuldade real de levantar-se do vaso sanitário no banheiro, de sair do banho ou de sair do quarto. Em alguns casos, a ocorrência pode estar relacionada ao início de comportamentos ritualísticos novos ou aumentados, os quais interferem na realização de movimentos e atividades fáceis e normais.

3. Anormalidade de movimentos

Inclui vários movimentos repetitivos como os da síndrome de Tourette, problemas motores do tipo Parkinson, movimentos distônicos e repetitivos que afetam o sistema extrapiramidal. Alguns movimentos ocorrem como efeitos colaterais de medicamentos psiquiátricos. Pessoas autistas que nunca tomaram medicamentos psiquiátricos também podem apresentar qualquer um dos efeitos descritos a seguir durante um *breakdown* associado à catatonia. Esse fato não é surpreendente; vários autores como Rogers, 1992, e Lishman, 1998, enfatizaram a sobreposição das características de Parkinson e da discinesia com as da catatonia.

A movimentação anômala mais comum pode incluir:

- movimentos bruscos, tremores, movimentos involuntários, saltos, movimentos incomuns dos braços;
- piscar e/ou fazer caretas e movimentos repetitivos da mandíbula;
- flexão súbita do braço ou da perna;
- posturas anormais, como torcer a cabeça e o pescoço e/ou a parte superior do tronco de modos aparentemente incômodos e desconfortáveis;

Autismo: catatonia, *shutdown* e *breakdown*

- adotar posturas incomuns, como agachamento;
- adotar e ficar preso em posturas, como ficar de pé em uma perna, segurar o braço para cima por longos períodos;
- não usar os dois braços como antes;
- aumento de movimentos repetitivos;
- início de novas e estranhas sequências de movimento.

4. Dependência de orientação

A pessoa afetada pode ser incapaz de realizar algum ou qualquer tipo de movimento ou atividade, ou ser incapaz de passar de uma atividade para outra, ou não conseguir mudar de postura sem orientação externa. Por exemplo: pode parar entre uma bocada e outra enquanto come, até que receba uma orientação externa. Alguém que antes viajava de forma independente pode sentar-se em uma cadeira e não conseguir levantar a tempo de pegar a condução e acabar chegando atrasada ou perder completamente os eventos.

5. Passividade e aparente falta de motivação

O indivíduo afetado parece desmotivado e sem disposição para participar de atividades, incluindo aquelas que costumava participar anteriormente. Isso pode ocorrer por dificuldade em realizar atividades e movimentos voluntários, pelo aumento da passividade e, às vezes, pela dificuldade em responder a solicitações, fazer escolhas e tomar decisões. As manifestações mais evidentes costumam incluir:

- relutância em sair da cama pela manhã;
- relutância em participar das atividades diárias;
- recusa em sair (especialmente se solicitado em vez de orientado);
- aumento dos períodos sem fazer nada;

- relutância em realizar rotinas diárias como tomar banho, fazer a barba e se vestir.

6. Posturas

Alguns indivíduos apresentam a catatonia clássica e ficam presos ou travados em alguma postura, às vezes durante horas. Um exemplo é a pessoa afetada ficar parada em uma posição olhando para o nada, ou com um braço ou uma perna em uma posição incômoda, ou ficar de cócoras ou agachado e ser incapaz de sair da postura por longo tempo. Alguns indivíduos mostram fenômenos estranhos de postura, como o "travesseiro catatônico". Quando isso ocorre, a pessoa pode ficar incapaz de colocar a cabeça no travesseiro e permanecer durante horas em uma posição deitada, mas desconfortável, com a cabeça erguida a alguns centímetros do travesseiro.

7. Períodos de *shutdown*

Alguns indivíduos podem apresentar períodos curtos ou prolongados de *shutdown*, às vezes de forma intermitente, com qualquer outra dificuldade entre as citadas acima. O *shutdown* diz respeito ao indivíduo que se retrai, não responde e fica pouco comunicativo. Alguns indivíduos se encolhem ou ficam na cama e parecem isolados de tudo ao redor.

8. Excitação catatônica

Pode se manifestar de várias maneiras, mas é sempre episódica e de curta duração. Durante um episódio, vários comportamentos podem se manifestar, incluindo:

- movimentos incontroláveis e frenéticos, como bater em pessoas ou objetos ou em si mesmo (bater no queixo, por exemplo), correr sem rumo (alguns comportamentos de autolesão podem entrar nessa categoria);
- vocalizações incontroláveis e frequentemente estranhas;
- experiências de distorção sensorial ou perceptivas;

- explosões atípicas de agressão ou destruição. Um indivíduo que estava totalmente inativo ou passivo pode se levantar de repente e jogar ou quebrar algo e depois se sentar passivamente de novo.

9. Flutuações das dificuldades

Um dos aspectos mais intrigantes, confusos e inexplicáveis da catatonia relacionada ao autismo são as flutuações da gravidade e do padrão de dificuldades em diferentes dias e situações. Em dias bons, um indivíduo pode sentir menos dificuldades com os movimentos e conseguir realizar movimentos mais fluidos e delicados sem congelamento. Em dias ruins, o mesmo indivíduo pode ter sérias dificuldades para sair da cama de manhã e continuar a ter dificuldades para iniciar e completar os movimentos.

Às vezes, uma situação externa proporciona uma habilidade temporária para superar o "bloqueio", e o indivíduo é capaz de realizar uma atividade ou interagir e se comunicar sem dificuldade e sem "travar". Por exemplo, um jovem autista com catatonia que levava de três a quatro horas para completar a rotina matinal e se vestir, conseguiu superar esse problema e ser o primeiro a ficar pronto no dia do casamento de seu irmão!

Em alguns indivíduos, uma súbita "emergência" pode atuar como estímulo, o que lhes permite superar temporariamente a catatonia. Lorna Wing e eu nos deparamos com um jovem que não saía mais da cadeira de rodas. Um dia, quando o pai dele estava prestes a cair, o jovem conseguiu se levantar da cadeira de rodas na velocidade da luz e impedir a queda do pai.

Às vezes, quando faço avaliação, alguns indivíduos funcionam melhor e são capazes de completar testes psicométricos não verbais sem apresentar as dificuldades relacionadas à catatonia. Os pais e cuidadores relatam que o indivíduo estava muito mais catatônico antes ou depois da consulta. Embora seja tentador ficar com o crédito, não acho que seja minha presença ou algum poder psicológico especial meu ou de meus instrumentos que tem esse efeito temporário positivo. Parece ter mais a ver com novos estímulos, orientações externas estruturadas e um estímulo individual tranquilo que lhes permitc funcionar sem congelar.

Essas flutuações cotidianas e situacionais dificultam para os outros entenderem esse transtorno desconcertante. Às vezes, profissionais e cuidadores acham que o indivíduo tem controle da catatonia ou está sendo teimoso, obstinado ou preguiçoso, e não que tenha dificuldades genuínas e incapacidades para iniciar movimentos e realizar atividades voluntárias. Alguns profissionais não acreditam nos relatos dos pais sobre as dificuldades que o indivíduo está apresentando. É importante que os profissionais ouçam atentamente toda a história e não tirem conclusões precipitadas baseadas no modo que o indivíduo se mostra durante uma avaliação.

Dificuldades secundárias e *breakdown* no autismo

1. Retraimento social e problemas de comunicação.
2. Declínio das habilidades de autocuidado.
3. Incontinência.
4. Comportamento "desafiador".
5. Mobilidade e perda muscular.
6. Problemas físicos.
7. *Breakdown.*

Os efeitos do *breakdown* relacionados à catatonia e todas as possíveis dificuldades primárias descritas até aqui podem ser devastadores para a pessoa afetada em razão dos efeitos secundários e dos desafios e barreiras. Eles ocorrem com frequência, visto que o *breakdown* relacionado à catatonia não é detectado nos estágios iniciais, mas somente quando os efeitos secundários e um *breakdown* mais generalizado se instalam e ocorrem mudanças óbvias no funcionamento do indivíduo, nas habilidades, na independência, na participação e na qualidade de vida. Os efeitos secundários mais comuns incluem os descritos a seguir.

1. Retraimento social e problemas de comunicação

Alguns indivíduos que antes participavam de reuniões familiares e eventos sociais não conseguem mais fazê-lo. Família, amigos e cuidadores têm mais dificuldade para interagir com eles e envolvê-los na conversa.

2. Declínio das habilidades de autocuidado

Indivíduos que eram completamente independentes nas habilidades de autocuidado podem ficar semidependentes ou completamente dependentes dos cuidadores para as necessidades básicas de autocuidado por causa dos efeitos das dificuldades de movimentação, especialmente a falta de iniciação, passividade, regressão das habilidades, falta de concentração e interesse em atividades normais.

3. Incontinência

Essa manifestação geralmente ocorre porque a pessoa não consegue se levantar da cadeira ou da cama para ir ao banheiro e também não consegue pedir ajuda devido à catatonia. E pode progredir para uma incontinência mais geral.

4. Comportamento "desafiador"

Pode ocorrer em virtude da frustração com as dificuldades catatônicas e as mudanças que isso acarreta.

5. Mobilidade e perda muscular

Muitos indivíduos autistas que desenvolvem *breakdown* relacionado à catatonia ficam imóveis e inativos por longos períodos. Isso pode causar perda de massa muscular, vários problemas secundários de mobilidade e físicos. Conhecemos pessoas que agora estão permanentemente em cadeira de rodas devido ao desgaste muscular secundário.

6. Problemas físicos

Podem incluir dificuldade em urinar, perda de peso grave e amenorreia. Embora rara, a catatonia grave às vezes afeta a respiração: a pessoa pode prender a respiração por longos períodos e ter um padrão de respiração diferenciado.

7. *Breakdown*

Alguns indivíduos apresentam dificuldades adicionais características do *breakdown* no autismo. Pode incluir exacerbação geral do autismo, como aumento das dificuldades sociais e de comunicação e aumento de atividades e rituais repetitivos. A tolerância e a resiliência podem diminuir, de modo que ficam mais facilmente angustiados, irritados, incomodados, frustrados e ansiosos, o que resulta em comportamento inadequado ou "desafiador" e/ou autolesivo. Em alguns indivíduos, o *breakdown* diminui o nível de concentração, o foco, engajamento e prazer. Outras características são a diminuição da tolerância às demandas dos outros e começam a apresentar um padrão de "resistência à demanda".

Consequências para os indivíduos e suas famílias

1. Incapacidade de frequentar a escola, faculdade ou trabalho ou de lidar com a vida cotidiana.
2. Estresse para famílias e cuidadores.

---

1. Incapacidade de frequentar a escola, faculdade ou trabalho ou de lidar com a vida cotidiana

Pode ser uma consequência secundária comum da catatonia relacionada ao autismo, e muitas pessoas de alto funcionamento desistiram e foram incapazes de alcançar seu potencial ou levar uma vida satisfatória em virtude dessas dificuldades. Invariavelmente, há declínio na qualidade de vida, tanto para o indivíduo quanto para os membros da família.

2. Estresse para famílias e cuidadores

O estresse e a preocupação adicionais experimentados por cuidadores e familiares de indivíduos autistas que desenvolvem catatonia não podem ser subestimados. Acima de tudo, os indivíduos e suas famílias precisam confrontar constantemente profissionais incrédulos e ser rotulados como "exigentes", "não cooperativos" e assim por diante.

Avaliação da catatonia no autismo

Existem várias escalas de classificação publicadas para avaliação de sintomas catatônicos em pacientes psiquiátricos. Incluem a Escala de Rogers (ROGERS, 1992), a Escala de Rogers modificada (STARKSTEIN, *et al.*, 1996), a Escala de Avaliação Bush-Francis de Catatonia (BUSH, *et al.* 1996) e a Escala de Avaliação da Catatonia (BRAUNIG, *et al.*, 2000). Essas escalas foram desenvolvidas para a catatonia geral e não são apropriadas para triagem ou avaliação do tipo de manifestações de catatonia vistas clinicamente em indivíduos autistas. A principal dificuldade em usar essas escalas é que muitas das características listadas também são características de transtornos do espectro autista desde a primeira infância.

Não há escalas de classificação específicas disponíveis para a avaliação da catatonia relacionada ao autismo. Breen e Hare desenvolveram um questionário chamado "questionário de comportamento atenuado", baseado nas descrições clínicas de Wing e Shah (2000) de características de catatonia e deterioração semelhante à catatonia (BREEN; HARE, 2017). Ele tem sido usado como uma ferramenta de pesquisa para identificar características catatônicas e catatonia do autismo, mas tem uso limitado como um questionário clínico para a avaliação da catatonia relacionada ao autismo. As manifestações complexas de catatonia, *shutdown* e *breakdown* descritas até aqui não podem ser avaliadas por uma abordagem categórica usando listas de verificação e escalas gerais de classificação. A autora deste livro desenvolveu um cronograma de avaliação especificamente para esse fim, descrito na próxima seção.

Avaliação da Catatonia no Autismo (ACE-S)

Descrição

A ACE-S foi projetada e desenvolvida na prática clínica pela presente autora. Ela está disponível no Apêndice 1 deste livro para facilidade de referência e uso. É uma estrutura para coletar informações relevantes de crianças e adultos autistas nos quais há suspeita de catatonia, *shutdown* e/ ou *breakdown* relacionado, e pode ser usada por qualquer pessoa – cuidadores, pais, autistas e profissionais – como uma ferramenta de coleta de informações relevantes para construir um perfil individual. A ACE--S baseia-se nos conceitos de catatonia, *shutdown* e *breakdown* descritos neste livro. Qualquer pessoa envolvida com um indivíduo autista no qual haja suspeita de catatonia, *shutdown* e/ou *breakdown* no autismo pode aplicá-la ou usá-la como ferramenta de triagem para esses aspectos durante outras avaliações de saúde mental e física.

Usos

A ACE-S pode ser usada para:

- orientar a avaliação, o reconhecimento e o diagnóstico de catatonia, *shutdown* e *breakdown* em indivíduos autistas;

- descrever e avaliar manifestações de catatonia em autistas;

- estabelecer linhas de base e monitorar o progresso;

- planejar estratégias, suporte e serviços e informar planos de cuidados;

- fins de pesquisa.

Instruções de uso e cautelas

A ACE-S não é uma lista de verificação diagnóstica rápida para avaliações categóricas e não é adequada para avaliação quantitativa. É uma estrutura dimensional para coletar informações de maneira sistemática e

Autismo: catatonia, *shutdown* e *breakdown*

construção de um quadro geral das manifestações de catatonia, *shutdown* e *breakdown* em indivíduos autistas.

A ACE-S não é adequada para avaliação direta do indivíduo em determinado momento. Não pode ser usada para obter informação entrevistando a pessoa em questão ou fazendo que ela demonstre as manifestações de catatonia. Os usuários precisam estar cientes de que pode haver muita variação na dificuldade apresentada pelo indivíduo em diferentes dias e situações. Assim, é essencial que os usuários obtenham informações sobre o indivíduo de várias fontes para obter uma imagem completa.

A ACE-S deve ser preenchida com informações obtidas dos indivíduos, seus pais, cuidadores, professores e outros que tenham conhecido a pessoa e sejam capazes de dar uma visão geral de seu funcionamento, deterioração e dificuldades em diferentes situações. Essas informações podem ser complementadas com a observação direta do indivíduo em ambientes diversos, imagens de vídeo e avaliação psicológica para construir o quadro geral. As informações de avaliações multidisciplinares, como avaliação de fonoaudiologia e avaliação de terapia ocupacional também podem ser úteis para complementar as informações de seções específicas.

Avaliação da Catatonia no Autismo (ACE-S)

A ACE-S consiste nas seguintes seções (a versão completa é encontrada no Apêndice 1):

Seção A – Deterioração (independência, discurso, atividade)

Seção B – Dificuldade de Movimento e *shutdown*

Seção C – Anormalidades de movimento e comportamento

Seção D – Sobreposição de características de catatonia/autismo

Seção E – Detalhamento do autismo

Seção F – Dificuldades secundárias

Capítulo 3

Vidas diferentes, histórias semelhantes

As descrições da vida real durante as manifestações de catatonia, *breakdown* e dificuldades relacionadas apresentadas a seguir são todas experiências reais, de indivíduos conhecidos e avaliados por mim. Os nomes e alguns detalhes foram alterados para preservar o anonimato e a confidencialidade. A idade entre parênteses ao lado de cada nome refere-se à idade no momento do encaminhamento à autora.

Barry (homem, 23 anos)

O diagnóstico de autismo de alto funcionamento de Barry ocorreu na infância. Ele havia frequentado uma escola regular, era capaz de viajar sozinho no transporte público, gostava de ler e se comunicava fluentemente. Barry gostava de eventos familiares e impressionava as pessoas com seu conhecimento factual sobre vários tópicos de interesse. Em determinado momento, começou a mostrar um padrão de regressão, deterioração e episódios de "congelamento" depois de terminar a escola e começar a frequentar uma faculdade regular. Os pais de Barry se sentiram totalmente devastados por sua deterioração e tiveram dificuldade em aceitar que fazia parte do autismo, porque foi totalmente inesperado e difícil de entender. Barry foi tratado por vários profissionais, incluindo um psiquiatra (por dois anos), neurologistas, psicólogos e um terapeuta ocupacional. Ele passou por todas as investigações médicas possíveis, incluindo exames de sangue, EEG e ressonância magnética. Os exames não mostraram quaisquer anormalidades físicas. Ele havia recebido alta sem nenhum diagnóstico e não obteve ajuda para ele ou a família. Por acaso, seus pais leram um artigo sobre catatonia no autismo e depois

Autismo: catatonia, *shutdown* e *breakdown*

conseguiram que o médico o encaminhasse a um renomado serviço especializado em autismo terciário. A catatonia de Barry não foi diagnosticada e ele recebeu alta com a conclusão de que tinha autismo adulto, cabendo aos pais lidarem com sua crescente deterioração e dependência. Nenhum dos profissionais envolvidos havia relacionado seu padrão de deterioração à catatonia relacionada ao autismo; além disso, haviam ignorando acintosamente o questionamento de sua mãe sobre a possibilidade de considerarem que Barry tinha catatonia. Se a catatonia tivesse sido reconhecida em um estágio inicial ou se sua mãe tivesse sido ouvida, a história de vida de Barry e a qualidade de vida de sua família teriam sido diferentes do que provavelmente são agora.

Com base em uma avaliação e observações detalhadas, pude conceituar suas dificuldades e comportamentos "estranhos" e "bizarros" como as manifestações de catatonia e *breakdown* relacionado descritas a seguir.

1. Dificuldades de movimento – Barry tendia a hesitar e a mostrar movimentos repetitivos de ida e volta antes de completar uma ação, como pegar um objeto. Ele parava e andava para frente e para trás várias vezes antes de cruzar a soleira das portas e outros locais de transição, como sair do meio-fio.

2. Anormalidades de movimento – Barry mostrava toda uma gama de movimentos e posturas "estranhos", como segurar os braços em determinada postura incomum, girar e agachar. Ele também mostrava movimentos bruscos e involuntários, incluindo franzir a testa e fazer caretas aleatórias e vocalizações repetitivas. Tinha ainda dificuldade em parar uma ação e tendência a repetir uma atividade até ser solicitado a parar.

3. Dependência imediata – Barry precisava de apoio individual e estímulo para terminar uma atividade, ou vpara continuar andando ou realizando uma ação quando parava no meio do caminho. Ele também começou a precisar de instruções para sair da cama e para todas as atividades de autocuidado.

4. Episódios de travamento e/ou congelamento – Barry ficava

travado e "congelado" fisicamente e também em seu pensamento e comunicação. Isso podia ser momentâneo ou durar mais tempo, podia acontecer de repente no meio de uma frase ou durante a execução de uma tarefa. Quando seus processos de pensamento ficavam "travados", ele parecia estar "desligado" e seu olhar fixo parecia vazio; parecia desconectado do ambiente. Se isso acontecia durante a comunicação, ele parava e depois lutava para falar e repetia as mesmas palavras várias vezes. No entanto, quando não estava tendo um episódio de "congelamento", falava muito fluentemente com boa articulação e relevância.

Efeitos secundários

As dificuldades secundárias afetaram sua qualidade de vida e também colocaram grande pressão e estresse em seus pais, que tentavam cuidar dele e apoiá-lo em casa sem ajuda, orientação ou apoio profissional adequados.

Barry tornou-se mais retraído, familiares e amigos achavam mais difícil fazer contato com ele e envolvê-lo na comunicação. Essas dificuldades flutuavam, dependendo da situação e das exigências que lhe eram feitas. Ele demonstrava melhor funcionalidade em uma situação estruturada e apenas com uma pessoa.

A independência de Barry em casa, fora da comunidade e o prazer com a família ficaram comprometidos, e isso teve um impacto restritivo e negativo em sua qualidade de vida. Ele não podia ficar sem supervisão para realizar tarefas na cozinha ou sair sozinho.

Barry estava apresentando dificuldades de mastigação e deglutição em virtude de impedimentos de movimentos associados à catatonia, e passou extensos períodos sem comer, emagrecendo bastante.

Ketan (homem, 24 anos)

Ketan foi encaminhado para nós depois que um psicoterapeuta especializado em autismo que o atendia individualmente suspeitou que ele apre-

Autismo: catatonia, *shutdown* e *breakdown*

sentava sintomas de catatonia, o que poderia explicar a grave deterioração em seu funcionamento, com perda de habilidades e regressão.

Ketan também passou por muitas investigações e intervenções médicas, incluindo exames de ressonância magnética, tomografia computadorizada, alterações na medicação para epilepsia, exames de sangue e eletroencefalograma, que foram realizados no hospital local e também em um hospital nacional especializado em neurologia e neurocirurgia. Ele também fez uma avaliação de três dias em um centro de avaliação especializado. Todos os resultados voltaram normais e nenhum dos muitos profissionais e especialistas notou ou mencionou a possibilidade de catatonia.

Quando eu o avaliei, ele mostrava o quadro completo de catatonia do autismo e o *breakdown* relacionado com todas as manifestações características, incluindo as descritas a seguir.

1. Dificuldades de movimento e dependência de orientação – incluíam hesitação e dificuldade em completar ações, parar enquanto caminhava e travar as mãos em uma posição. Às vezes, Ketan precisava de estímulo até para levantar o pé para começar a andar.

2. Anormalidades no movimento – Ketan mostrava movimentos bruscos súbitos, tremores, movimentos involuntários, saltos, movimentos incomuns dos braços, caretas e movimentos repetitivos da mandíbula.

3. Lento e robótico – Ele tornou-se lento em todos os movimentos e parecia robótico em suas ações, sem fluidez suave de movimento.

4. Episódios de travamento e/ou congelamento – Ketan apresentava episódios de congelamento, por exemplo, não conseguir sair da cama, "congelava" no topo da escada e precisava de duas pessoas para apoiá-lo para descer escadas.

5. Regressão nas habilidades e na fala – Houve também regressão em várias habilidades. Sua linguagem, que antes era fluente, havia se deteriorado a um nível de vocalizações estranhas e ele se tornara

quase mudo. Em algumas ocasiões, Ketan conseguia dizer uma frase inteira, especialmente em momentos de grande frustração. Minha avaliação indicou que seu vocabulário receptivo ainda estava intacto, mas a comunicação expressiva foi afetada pela catatonia.

6. Excitação catatônica – Ketan tinha episódios de excitação catatônica, que levaram a comportamentos bizarros e atípicos, por exemplo: sair de casa inesperadamente, deixar a porta da frente aberta e desaparecer por horas. Ele também foi encontrado parado no fim da estrada perto de casa e não conseguiu se mover até ser auxiliado.

Efeitos secundários

Efeitos secundários afetavam seu funcionamento e comportamento. A família estava em ponto de ruptura com o estresse e a angústia de não saber o que estava acontecendo com o jovem e por que nenhum dos profissionais conseguia esclarecer sua contínua deterioração e dificuldades.

Ketan havia se tornado cada vez mais retraído e não comunicativo. Ele também desenvolveu dificuldades de mastigação e deglutição e, como resultado, perdeu peso. Ocasionalmente, sentia dificuldade para urinar, o que parecia relacionado à catatonia, pois todas as causas físicas haviam sido descartadas (conheci outras pessoas com catatonia que têm dificuldade em urinar e são ajudadas por instruções verbais).

Nina (menina, 13 anos)

Nina era uma jovem com diagnóstico de autismo e grave dificuldade de aprendizagem. Ela foi descrita como alegre e sorridente, cuja companhia era um prazer para todos que a conheciam. Gostava muito de cantar e tinha afinação perfeita. Adorava a escola, a casa, a rotina e o convívio com as pessoas, tinha grande capacidade de viver o momento e aproveitar tudo o que a vida lhe oferecia. Nina estava no grupo "passivo" e se envolvia alegremente com a vida e atividades organizadas por outros.

Autismo: catatonia, *shutdown* e *breakdown*

A menina tinha fascínio pela cidade Lourdes, na França, que gostava de visitar regularmente com os pais.

A vida de Nina começou a mudar no início da puberdade e ingresso no Ensino Médio. Ela se tornou menos tolerante ao estresse e às mudanças, começou a se mostrar retraída e pouco comunicativa. Seu sorriso desapareceu e gradualmente passou a precisar de estímulo. As demandas de um novo ano escolar aumentaram, com mudanças de professores e rotinas. Infelizmente, os primeiros sinais do início da catatonia de Nina e do *breakdown* relacionado não foram reconhecidos e ela continuou a deteriorar-se. Os períodos de tempo fora da escola aumentaram, resultando em mais perda de rotina, estrutura e estímulo. Vários medicamentos psiquiátricos foram tentados, mas só aumentaram a gravidade de sua catatonia.

Parecia um golpe do destino muito cruel, e uma combinação de fatores tirou o sorriso de Nina, seu canto, brilho e alegria de viver. Para mim, o aspecto mais triste foi a falta de reconhecimento precoce de suas dificuldades e os efeitos negativos da experimentação injustificada de tentativa e erro com medicamentos psiquiátricos poderosos.

Gradualmente, Nina se deteriorou, apresentando um padrão cíclico de catatonia que oscilava entre grave e moderado. Quando me foi encaminhada, aos 13 anos, Nina já não estava mais na escola por causa da imobilidade, incapacidade de iniciar movimentos e realizar qualquer atividade. Ao revisar as informações documentadas sobre o início, o padrão e a manifestação da catatonia, ficou claro que, durante um período de dois anos, ela mostrou quase todas as características associadas à catatonia relacionada ao autismo e também episódios de catatonia mais graves, entrando em um estupor catatônico e depois gradualmente saindo dele. Os principais fenômenos relacionados à catatonia e o *breakdown* relacionado de Nina ao longo do período de dois anos incluíram o que descrevo a seguir.

1. Aspectos sociais e de comunicação – Ela apresentava maior passividade, maior retraimento social e mutismo parcial e total. Se considerarmos a personalidade e o interesse de Nina em envolver-se

positivamente com os outros, era muito provável que a catatonia impossibilitasse seu envolvimento com outros e não permitisse a comunicação.

2. Dificuldades de movimento – Toda a gama estava presente, incluindo:

   i. hesitações e movimentos bruscos;

   ii. congelamento durante as ações e nas posturas;

   iii. dificuldades de mastigação e deglutição;

   iv. mandíbula e boca travadas;

   v. giro do pescoço e permanência por longo tempo em uma posição desconfortável;

   vi. olhos fechados por períodos de tempo (também encontrei esse aspecto angustiante da catatonia em outras pessoas);

   vii. períodos de estupor catatônico que exigiam hospitalização.

3. Dependência de lembretes – Aumentou para um nível grave, em que Nina era incapaz de realizar qualquer ação ou movimento sem instruções físicas e/ou verbais.

4. Excitação catatônica/comportamento impulsivo – Nina apresentava episódios de comportamento totalmente atípico incluindo bater, gritar, rir de forma incontrolável e tirar a roupa.

Efeitos secundários

- Regressão de habilidades, falta de foco e interesse em atividades normais;

- início e aumento de comportamentos obsessivos e maior sensibilidade e intolerância a determinados aspectos do ambiente;

- dificuldades médicas secundárias, incluindo perda de peso grave, constipação grave e amenorreia.

Autismo: catatonia, *shutdown* e *breakdown*

As possíveis "causas" cumulativas para a catatonia, *shutdown* e *breakdown* de Nina estão descritas no Capítulo 5.

Chloe (mulher, 19 anos)

Chloe é uma garota incrível, que enfrentou corajosamente e combateu o tormento e o sofrimento de desenvolver catatonia e *breakdown* relacionado. Os profissionais entenderam mal seus problemas, seu diagnóstico foi incorreto e Chloe foi tratada com medicação que a colocou em total estupor catatônico (felizmente revertido após a retirada oportuna da medicação). Hoje, ela consegue escrever e falar sobre suas experiências subjetivas durante episódios de catatonia. Isso me deu uma visão tremenda e ajudou minha compreensão da catatonia em pessoas mais capazes como Chloe, e também em pessoas autistas que não têm ou perderam a capacidade de usar a fala para descrever suas experiências e sentimentos.

Fiquei muito impressionada com suas descrições das emoções intensas que experimentava internamente, mas não conseguia demonstrar ou expressar durante os episódios de catatonia. Muitas vezes penso nisso em meus encontros com pessoas autistas com ou sem catatonia e incapazes de expressar qualquer emoção ou sentimento. Chloe confirmou minha intuição clínica de que a maioria dessas pessoas provavelmente sente fortes emoções e sentimentos internos, mas tem dificuldade em entendê-los e expressá-los. Por meio de sua determinação e coragem e com ajuda da família, ela superou e aprendeu estratégias de enfrentamento de suas dificuldades e agora está tentando conquistar seus objetivos de vida.

Chloe foi diagnosticada com síndrome de Asperger aos 4 anos de idade. Ela apresentou sintomas de catatonia pela primeira vez, junto com um *breakdown* complexo de sua saúde mental, aos 8 anos de idade, e desde então sofria de muitos níveis diferentes e variados de catatonia intermitentemente em momentos diversos.

Sua manifestação de catatonia era do tipo frequentemente visto em pessoas autistas de alto funcionamento que são capazes de falar sobre suas experiências.

1. Prender-se a rotinas, rituais ou pensamentos repetitivos, que podem ocorrer a qualquer momento e durar horas. Chloe experimentou esses fenômenos debilitantes e graves de várias maneiras ao longo dos anos. Alguns rituais recentes incluíam deitar-se na cama e levantar-se repetidamente para arrumar o cabelo, rituais de limpeza, entrar e sair repetidamente do banheiro e assim por diante. Durante alguns desses episódios, ela também experimentou a repetição de pensamentos e ficou preocupada com pensamentos circulares repetitivos, dos quais não conseguia sair.

   Chloe escreveu descrições bastante vívidas desses momentos em que se sentia presa aos pensamentos. Ela frequentemente descrevia emoções e ansiedades internas avassaladoras naqueles momentos, mas externamente não demonstrava emoção, ficava prisioneira de pensamentos, ações ou rotinas repetitivas. Leia um exemplo de suas descrições:

   > Quando congelo, é mais provável que minha mente fique confusa por estar presa no meio do que quer que esteja causando isso ou, na pior das hipóteses, em um estado de ansiedade intensa. É claro que é muito estressante, especialmente quando me envolvo em algo que já temia que pudesse acontecer. Nada mais cabe em minha mente, exceto esses pensamentos e o que quer que eu esteja tentando fazer. Quanto ao meu corpo, a maior parte estará parada, exceto as partes que sou obrigada a mover. Se eu ficar assim por muito tempo, ficarei entorpecida ou dolorida se alguma parte do meu corpo estiver em uma posição incomum.

2. Manutenção de posturas – Chloe podia ficar presa em uma postura ou em uma posição por dias! Nesses momentos, ela estava totalmente consciente, mas incapaz de se mover e travada na mesma posição e postura.

3. Catatonia total – Ela teve um episódio de catatonia total que começou suavemente. Foi tratado com aumento em sua medicação, risperidona, que pareceu desencadear a catatonia completa,

Autismo: catatonia, *shutdown* e *breakdown*

causando estupor e mudez, além de total incapacidade de se mover. Felizmente, a ligação entre o aumento da medicação e a catatonia foi percebida e a risperidona foi retirada, Chloe conseguiu sair gradualmente do estado catatônico e se recuperar.

4. Flutuação entre excessivo ânimo e excitabilidade e estados catatônicos – Desde a infância, Chloe mostrou tendência acentuada para reagir desproporcionalmente a estímulos sensoriais, excitação emocional e qualquer coisa que percebesse como negativa. A sobrecarga sensorial ou emocional a incapacitava. Assim, podia agir de duas maneiras extremas: ficar agitada e impulsiva e, no outro extremo, presa em rituais ou entrar em estados catatônicos.

5. Flutuações situacionais – Chloe podia ficar presa em uma atividade totalmente repetitiva, como recolher pelinhos do tapete e não responder. No entanto, quando profissionais externos a visitavam para avaliá-la, ela atendia às solicitações (em uma ocasião, também saiu para fazer compras com um profissional), mas retomava à mesma posição e atividade repetitiva por horas, depois. Muitos dos profissionais questionaram a autenticidade de suas dificuldades de catatonia em razão de tais observações e, consequentemente, julgaram-na e diagnosticaram erroneamente.

Chloe é vibrante, determinada a ajudar os outros a entender a catatonia do autismo. O trecho a seguir, extraído de seus escritos, explica o que ela passou, em suas palavras:

A experiência real da catatonia é assustadora demais para descrever e colocar em palavras corretamente. É apenas uma condição intensamente debilitante, que não pode ser subestimada de forma alguma.

Eu não conseguia comer ou falar durante a crise e só podia beber enquanto era ajudada por minha mãe; e podia ir ao banheiro, mas tinha de ser levada e buscada.

As consequências da catatonia são muito graves e, infelizmente, demorei muito para me recuperar das consequências emocionais e psicológicas do último episódio catatônico que sofri.

Quando criança, perdi muitos dias de escola e de natação por causa da catatonia, por isso acabei ficando para trás em relação aos outros.

Nos últimos anos, perdi dois testes da escola aos 18 anos e uma viagem de minha turma à Itália, além do baile de despedida. Tudo isso me abalou muito, porque provavelmente não terei uma chance de experimentar essas coisas novamente.

Espero que isso tenha ajudado você a entender melhor essa condição séria e complexa. Não é algo que podemos controlar.

Akash (homem, 33 anos)

Akash era um jovem altamente inteligente e foi diagnosticado tardiamente com síndrome de Asperger. Ele frequentou a escola regular, onde sofreu estresse e ansiedade severos e foi vítima de *bullying* grave. Aos 19 anos, depois de deixar a escola, Akash teve um grave *breakdown* comportamental e foi internado em um hospital psiquiátrico.

Um diagnóstico de síndrome de Asperger foi finalmente feito e uma série de tratamentos comportamentais e psiquiátricos foram tentados. No entanto, nenhum deles teve qualquer efeito positivo para Akash. Ele se expressava com vigor e sentimentos profundos em cartas para seus pais. Ressentia-se do regime controlador e se sentia ameaçado, abusado e angustiado pelos tratamentos comportamentais que incluíam reclusão e tempo de afastamento de outras pessoas. O início de sua catatonia parecia estar ligado a esses estresses e aos efeitos colaterais da medicação neuroléptica. Ele descreveu dificuldades de movimento, episódios de congelamento e excitação catatônica caracterizada por agitação acentuada, ansiedade e movimentos repetitivos frenéticos.

Após o período no hospital psiquiátrico, Akash parecia ter perdido o ânimo e a capacidade de lutar, foi como se desistisse e se fechasse. Ele se deteriorou gradualmente e estava apresentando catatonia grave quando o avaliei alguns anos depois. Foi triste e angustiante ver o que havia acontecido com um jovem que se orgulhava de sua aparência, era muito inteligente, sua linguagem e expressão eram eloquentes e tinha um espírito forte. Ele estava trancado dentro de si mesmo e parecia resignado a seu destino. O olhar de desespero e tristeza em seus olhos falava muito, mas, infelizmente, ninguém o entendia! Descrevo a seguir suas dificuldades do dia a dia por causa da catatonia, na esperança de que outros como ele sejam salvos de um destino tão terrível.

1. Mobilidade e movimento

Akash era muito mais rígido em seus movimentos e mobilidade em alguns dias do que em outros. Em alguns dias, mostrava-se mais lento e rígido desde o momento em que acordava, e tudo era trabalhoso e exigia muito esforço. Em outros dias, precisava de menos estímulo e seus movimentos eram mais fluidos.

Ele caminhava devagar, com a cabeça baixa e os braços rígidos ao lado do corpo. Mostrava vários movimentos repetitivos descontrolados e anormalidades de postura e marcha. Precisava de estímulo para ir a qualquer lugar. Uma vez que começasse a andar, conseguia acompanhar o passo até que seu acompanhante parasse; ele então parava também e precisava de mais estímulo verbal para andar novamente.

Akash precisava de ajuda física para sair da cama, devido às dificuldades em iniciar o movimento necessário para mover as pernas até a beira da cama. Se não fosse acordado ou ajudado a sair da cama, ele simplesmente ficava deitado. Ele não era capaz de chamar a equipe para atendê-lo. A mesma coisa acontecia com várias pessoas que avaliei, e me perguntei se Akash também tinha sido considerado "preguiçoso", "manipulador" e "voluntarioso" – descrições que ouvi com muita frequência de equipes de atendimento bem-intencionadas e outros profissionais que não conseguiam entender a natureza flutuante da catatonia. Muitas vezes eu tentava imaginar o modo que pessoas como Akash se sentiam, presas e sem saída, incapazes de comunicar sua angústia, pedir ajuda ou explicar sua terrível situação. Eu conseguia sentia empatia e me solidarizar, mas duvido que algum dia entenda totalmente sua angústia ou como a vida realmente é para essas pessoas.

Vidas diferentes, histórias semelhantes

2. Regressão nas habilidades de autocuidado

As dificuldades de movimento de Akash afetavam todas as suas habilidades de autocuidado. Para alguém que era totalmente independente, gostava de privacidade e de seu espaço particular, deve ter sido humilhante ter de abrir mão de toda a dignidade pessoal e depender totalmente dos outros, até nos aspectos mais íntimos de higiene pessoal. Eu me perguntava se era mais difícil Akash suportar essa situação ou seus pais testemunharem tudo isso.

3. Comer e beber

As dificuldades de movimento experimentadas por Akash estavam afetando sua alimentação, e só podiam ser verificadas por observação cuidadosa.

Ele demorava muito para comer por causa da dificuldade em iniciar e completar os movimentos necessários para se alimentar com garfo e faca. Eu o observei fazendo uma refeição em duas ocasiões diferentes, e a variabilidade no controle dos movimentos era aparente. No primeiro dia em que o observei, ele passou mais de meia hora antes de tirar uma primeira colherada de sobremesa do prato. Ele tentava, mas tinha dificuldade em completar a ação. Assim, para o observador, parecia que ele estava brincando, hesitando ou não querendo comer. Na segunda ocasião em que o observei, ele mostrou alguma hesitação de movimento, mas conseguiu colocar uma colher cheia na boca após a terceira tentativa. Quando seus movimentos travavam durante a alimentação, muitos comportamentos ritualísticos repetitivos também apareciam, como tocar levemente a comida com o dedo e empurrá-la.

Às vezes, Akash parecia ter muita dificuldade com os movimentos necessários para tirar a comida do garfo ou colher e mastigar e engolir. Não era de surpreender que ele tenha perdido o interesse pela comida e quase sempre não terminasse as refeições. Se ao menos a equipe e os cuidadores pudessem entender suas dificuldades e frustração e tornassem a alimentação mais fácil para ele! Eu achava estranho que uma equipe que

Autismo: catatonia, *shutdown* e *breakdown*

se preocupava tanto com a independência de Akash (e, portanto, relutava em ajudá-lo) não conseguisse entender por que agora ele precisava desesperadamente de ajuda para recuperar sua independência e qualidade de vida.

4. Comunicação e interação social

No momento da minha avaliação, Akash não se comunicava de forma significativa. Todo o seu discurso consistia em frases repetitivas. Ele não era capaz de comunicar sequer as necessidades básicas verbalmente. Para alguém que conseguia comunicar-se com vivacidade, discernimento e emoção no passado, foi extremamente triste testemunhar sua incapacidade de expressar quaisquer necessidades, pensamentos, sentimentos e desejos. Os olhos de Akash, cheios de tristeza comovente, pareciam sugerir que ele estava ouvindo e observando atentamente, como se tentasse entender.

Era difícil estimar o quanto ele era capaz de entender, e seus cuidadores presumiam que ele entendia muito pouco, por sua escassez de comunicação. No entanto, em vista de sua capacidade anterior de entender a linguagem, calculei que ele provavelmente entendia muito mais do que era capaz de comunicar. Isso foi confirmado por um teste não verbal de compreensão de palavras e conceitos. A compreensão de linguagem e a inteligência de Akash estavam intactas; portanto, ele entendia o que estava acontecendo, mas estava trancado dentro de si mesmo, incapaz de expressar seus pensamentos, desejos e sentimentos.

Akash costumava ser confiante e gostava de interação social com pessoas familiares. Infelizmente, desde o início da catatonia, ele parou de interagir com outras pessoas e ficava de pé ou sentado em silêncio observando, mas não interagia.

O padrão de atividade e as dificuldades variavam muito em dias diferentes. Em alguns dias, estava muito mais tranquilo e exigia menos instruções para fazer as coisas. Em outros, precisava ser estimulado a agir com instruções e estímulos verbais, estímulos físicos e assistência física.

Vidas diferentes, histórias semelhantes

Essas flutuações eram intrigantes para todos que lidavam com ele, despertando curiosidade em algumas pessoas e descrença em outras.

Saeed (homem, 20 anos)

Saeed é um jovem com diagnóstico de autismo e dificuldade de aprendizagem. Ele não desenvolveu nenhuma linguagem verbal, portanto, nenhum meio de expressar seus desejos, sentimentos, preferências e aversões. Pessoas como Saeed, que vivem em ambientes de cuidados residenciais, estão à mercê dos ambientes, sistemas, programas e funcionários que cuidam delas, e esses fatores, além do controle que exercem, podem ser benéficos ou destrutivos. Indivíduos autistas neste grupo que são passivos e sensíveis podem sentir-se sobrecarregados e angustiados e tornar-se incapazes de lidar com as situações. Eles são incapazes de reclamar ou pedir que as coisas sejam feitas de forma diferente, ou contar a alguém o que lhes acontece. Em tais situações, alguns autistas extrovertidos podem reagir demonstrando comportamento desafiador e antissocial. No entanto, aqueles do grupo passivo geralmente começam a entrar em *breakdown* com os primeiros sinais de catatonia. Se tais sinais forem detectados, ou se os pais forem ouvidos, outros *breakdowns* e catatonia podem ser evitados. Infelizmente, como no caso de Saeed, encontrei muitos casos semelhantes em que as preocupações dos pais foram ignoradas e descaradamente descartadas; assim, não são tomadas medidas para melhorar a situação até que seja tarde demais. A história de Saeed é um exemplo de muitos outros que tiveram experiências semelhantes, casos em que as famílias travaram batalhas intermináveis, tomaram medidas legais ou retiraram seu filho ou filha de cuidados residenciais e levaram para casa.

Saeed tinha autismo severo, dificuldade de aprendizagem e nenhuma linguagem verbal. Desde tenra idade, mostrava tendência a ficar altamente ansioso em alguns ambientes e apresentava extrema sensibilidade a ambientes barulhentos e agitados. Ele mostrou regressão severa entre as idades de 2 e 3 anos, e teve um episódio de *shutdown* quando iniciou o Ensino Fundamental: parou de comer por 14 dias e teve de ser hospitalizado. Assim, Saeed mostrou vulnerabilidade à regressão e ao *breakdown*

Autismo: catatonia, *shutdown* e *breakdown*

relacionado à catatonia quando não conseguia lidar com a sobrecarga sensorial e de demandas, o que lhe causava ansiedade e estresse.

Durante o resto de seu tempo na escola, Saeed não teve mais contratempos e se saiu muito bem, com os esforços dedicados e combinados de seus pais e da escola para entender sua sensibilidade e necessidades peculiares usando métodos adequados ao autismo que o beneficiaram. Havia o cuidado de não sobrecarregá-lo e evitar locais movimentados e barulhentos. Ele também foi ensinado a indicar a necessidade de deixar uma situação com a qual não conseguia lidar.

Saeed foi capaz de aprender habilidades práticas e desfrutar de ampla gama de atividades significativas e teve boa qualidade de vida enquanto morava em casa. Ele gostava particularmente de nadar, andar a cavalo, caminhar pelas colinas e andar de bicicleta. Mostrou grande capacidade de ser feliz, alegre e aproveitar a vida.

O *breakdown* de Saeed e o início da catatonia autista começaram durante sua colocação em uma instituição residencial aos 19 anos. Inicialmente, com uma transição cuidadosa, Saeed pareceu se acomodar bem e participou das atividades com apoio da equipe.

No entanto, cerca de três meses após o período de transição, o comportamento e a capacidade de Saeed em lidar com a situação começaram a se deteriorar. A análise retrospectiva dos relatórios da equipe indicou que ele ficou cada vez mais ansioso e angustiado e cada vez menos capaz de funcionar e participar das atividades. A equipe documentou vários problemas que eram sinais clássicos iniciais de *breakdown* e catatonia relacionados ao autismo, mas não foram reconhecidos como tais, por exemplo:

- recusar-se a se vestir;
- recusar-se a participar de atividades;
- lentidão na rotina matinal;
- episódios de "ficar travado" e de "congelar";
- recusar-se a tomar café da manhã;

- tornar-se mais repetitivo e ritualístico;

- comportamentos de raiva e frustração (pressionar com o queixo e bater).

Infelizmente, as crescentes preocupações dos pais de Saeed e seu conhecimento e gerenciamento da ansiedade e das necessidades individuais do filho não foram postas em prática ou implementadas com o objetivo de auxiliar na redução da ansiedade. Pelas preocupações e documentação detalhada, havia fatores muito óbvios no ambiente e na gestão que foram traumáticos para ele e o deixaram extremamente ansioso, diante de seu perfil de autismo severo e necessidades específicas. Uma das situações que mais provocavam ansiedade e trauma em Saeed era ter de comer em um salão de refeições movimentado e sua comida e água eram recusadas se não comesse naquela hora. Além disso, quando o *breakdown* começava e ele não conseguia lidar com a situação, ele considerava traumático participar de eventos sociais em grupo. Assim, sua ansiedade aumentava, mas ninguém percebia os sinais e ele não era retirado da situação. Mesmo quando pedia para se afastar, a equipe não permitia. Como em outros casos semelhantes, essa instituição não entendeu o autismo severo de Saeed e suas necessidades complexas e individuais decorrentes disso. O local era adequado para pessoas com deficiências de aprendizado, mas não especificamente para autismo; entretanto, já vi a mesma situação em locais que supostamente eram especializados em autismo.

O grave estado de ansiedade de Saeed, além de seu *breakdown* e o padrão de catatonia relacionada ao autismo, continuaram a progredir depois que ele voltou para casa, um padrão esperado, pois os efeitos negativos do trauma, da angústia e ansiedade teriam impacto duradouro, de maneira semelhante ao observado em pessoas que sofrem de transtorno de estresse pós-traumático. Saeed sentia medo de sair de casa, tirar o pijama e se vestir. Ele se tornava agressivo quando os pais insistiam em vesti-lo e entrava em pânico se tentavam colocá-lo no carro ou levá-lo para uma curta caminhada. Os episódios de "congelamento" e dificuldades de movimento ao transpor soleiras continuaram e aumentaram, com travamento na ação e incapacidade de levantar-se do vaso sanitário por até 7

Autismo: catatonia, *shutdown* e *breakdown*

horas, em algumas ocasiões. O manejo da catatonia com apoio individual intensivo e um programa individual estruturado com extensões muito graduais e planejadas reduziram a frequência e a duração dos episódios de congelamento.

Saeed continuou demonstrando um padrão de catatonia e *breakdown* relacionado, que afetava sua qualidade de vida e a de seus pais de maneiras que a maioria das pessoas não seria capaz de imaginar. Contudo, os pais de Saeed não pretendem mais colocar o filho em uma instituição de cuidados residenciais e terão o enorme fardo de cuidar de Saeed em casa.

Comportamentos de catatonia manifestados em Saeed

- Congelar e travar em transições e limiares, por exemplo: travar no primeiro degrau de uma escadaria; ao puxar as calças parcialmente para cima; ao entrar e sair de um automóvel.

- Dificuldades de movimento, por exemplo: punhos cerrados; balanço do corpo; mãos enfiadas nos bolsos; episódios de tremores involuntários.

- Movimentos e posturas estranhos, por exemplo: agachar-se, olhar fixo enquanto torce a cabeça por sobre o ombro.

- Dificuldade em fazer escolhas ou tomar decisões.

- Aumento de rituais e comportamentos repetitivos, por exemplo: querer mudar de calça repetidamente, pedir o pijama, repetir-se verbalmente, fazer repetidamente os mesmos quebra-cabeças e, por vezes, desmontá-los e montá-los vezes sem conta.

- Lentidão nos movimentos e rotinas em alguns dias.

- Necessidade de lembretes para concluir ações e se envolver em atividades.

- Dificuldades para comer e beber em alguns dias.

- Dificuldade em urinar regularmente (o que provavelmente se deve à catatonia, mas era importante descartar outras causas).

Outras dificuldades relacionadas ao *breakdown* do autismo

Saeed mostrava vários outros comportamentos característicos do *breakdown* do autismo. Apresentava menos resiliência e um limiar mais baixo para se tornar ansioso; tinha aumento de rituais e comportamentos repetitivos, como querer trocar de calça repetidamente e querer chaves nas fechaduras. Ele insistia em fazer as coisas de maneiras definidas. Demonstrava menos foco, concentração, motivação, engajamento e prazer. Mostrava-se hiperexcitado quando deixado por conta própria e tinha períodos de agitação e aumento da tendência a comportamentos como bater em pessoas e bater no próprio queixo.

Gayle (mulher, 29 anos)

Gayle mora na Nova Zelândia. Ela entrou em contato comigo em desespero, desejando confirmação do diagnóstico de catatonia, que achava que se aplicava a ela. Incluo sua história aqui porque ilustra como a catatonia pode causar o *shutdown* temporário e outros fenômenos debilitantes de forma intermitente em pessoas autistas que são capazes de funcionar muito bem em outros momentos. Essas pessoas podem cursar faculdade, ter emprego, desde que obtenham reconhecimento e apoio durante os episódios catatônicos. Gayle é um exemplo de muitos indivíduos de alto desempenho no Reino Unido e em todo o mundo que me contatam e contam histórias semelhantes, enquanto tentam desesperadamente obter ajuda e suporte relevantes. Algumas dessas pessoas viveram e lutaram com as dificuldades episódicas e intermitentes da catatonia por toda a vida, e só recentemente perceberam que suas dificuldades se devem à catatonia.

Em uma avaliação baseada em uma entrevista via Skype com ela e seus cuidadores, além de descrições contidas nos relatos de outros profissionais que a avaliaram, Gayle confirmou o quadro a seguir de suas dificuldades relacionadas à catatonia.

- Gayle havia experimentado episódios de "congelamento" desde o Ensino Médio e estes se tornaram cada vez piores.

Autismo: catatonia, *shutdown* e *breakdown*

- Ela às vezes ficava "congelada" ou travada e então era incapaz de completar movimentos e ações sem instruções externas de outra pessoa. Isso não ocorria o tempo todo, mas em determinadas situações e dias específicos. Em alguns dias, Gayle não conseguia se mexer de manhã e era incapaz de sair da cama. Seus cuidadores relataram que ela precisava de instruções verbais e físicas para poder mover-se.

- Gayle experimentava mais episódios de congelamento e travamento quando estava sozinha. Ela descreveu um incidente em que estava no meio de um banho e de repente foi incapaz de fazer qualquer movimento para iniciar a ação de desligar o chuveiro e também não conseguiu pedir ajuda.

  Quando tinha companhia, Gayle recebia apoio físico externo de pessoas que seguravam sua mão e lhe davam instruções. Isso lhe permitia concluir o movimento e não ficar "travada". De manhã, ela era ajudada por funcionários de apoio que a estimulavam. Caso contrário, não conseguia arrumar-se ou sair do quarto para ir à faculdade.

- Em certas situações, Gayle não conseguia falar e ficava totalmente muda. Seu funcionário de apoio relatou que em uma ocasião ela ficou muda por mais de uma hora. Durante esses episódios, sentia como se suas cordas vocais estivessem presas e a impedissem de falar. Em geral, a dificuldade de se comunicar verbalmente por causa dessas dificuldades era tanta que ela preferia comunicar-se por escrito.

- Ocasionalmente, Gayle também experimentava dificuldades em mastigar e engolir. Às vezes, conseguia levar o copo aos lábios, mas não concluía a ação de beber.

- Em algumas ocasiões, ela não conseguia se levantar para usar o banheiro, portanto, tinha problema leve de incontinência.

- Também ocorriam breves episódios de ausência e total falta de resposta ao mundo externo, de modo repentino. Tais episódios

Vidas diferentes, histórias semelhantes

foram notados por funcionários de apoio (congelamento mental e *shutdown*).

- Gayle apresentava muitas hesitações e pausas durante a atividade motora, que foram observadas pela terapeuta ocupacional.

- Durante uma avaliação, um psicólogo percebeu seu congelamento e *shutdown* como comportamentos incomuns, da seguinte forma:

> Em algumas sessões, Gayle parece "congelar na posição" e se comporta de maneira incomum. Suas respostas nesses momentos cessam completamente e ela não responde a nenhuma instrução ou comunicação, mantém o olhar fixo e há ausência de qualquer comunicação verbal. Em uma ocasião específica, isso começou no final da sessão e continuou por 40 minutos...

- Gayle também mostrou outros comportamentos involuntários de catatonia, como espasmos de todo o corpo, revirar os olhos, piscar repetitivamente e bufar.

Gayle continua estoicamente perseguindo seus objetivos de vida e luta bravamente, superando cada obstáculo que surge em seu caminho. Sua vida ficou um pouco mais fácil com o diagnóstico de catatonia em termos de ser entendida por outros e receber o tipo certo de apoio e ajuda financeira. No entanto, os problemas e a luta continuam, mas ela não desiste e sua coragem é realmente admirável!

Kevin (homem, 23 anos)

Kevin é um jovem de 20 anos no espectro autista com inteligência extremamente alta (algumas de suas habilidades cognitivas estão na faixa dos superdotados). Sua personalidade é extremamente gentil, amável, amigável e cativante. Sua ambição é trabalhar no setor de jogos de computador, em que sua inteligência, habilidades especiais e interesse seriam extremamente adequados.

Apesar da inteligência e capacidade, Kevin tem apresentado desempenho insatisfatório, tanto academicamente quanto em termos de independência e desenvolvimento social. Embora goste de pessoas e seja extremamente amigável, gentil e empático, sua interação social e vida social foram severamente afetadas pela passividade, estresse e ansiedade debilitantes do autismo. Kevin demonstra propensão a internalizar sua ansiedade e estresse, a não lidar e mascarar suas dificuldades fora de casa.

A partir dos 9 anos de idade, seus sintomas de ansiedade e não enfrentamento foram diagnosticados como traços de síndrome de Asperger e transtorno obsessivo compulsivo (TOC). Desde então foi tratado com uma variedade de medicamentos psiquiátricos e terapias psicológicas, incluindo terapia cognitivo-comportamental, terapia focada em soluções e terapia familiar. Kevin não só não melhorou, mas continuou a piorar. Nenhum dos profissionais envolvidos reconheceu as características prolongadas de catatonia de Kevin e a subsequente catatonia grave e *breakdown* do autismo.

Os profissionais em questão não relacionaram a gravidade de sua catatonia aos medicamentos psiquiátricos. Kevin agora mostra um padrão complexo de *breakdown* relacionado ao autismo que inclui catatonia complexa em nível físico e mental e sobreposição com pensamentos e comportamentos compulsivos. A manifestação de catatonia de Kevin e o *breakdown* relacionado estão descritos a seguir.

Características da catatonia

Kevin mostrou várias características de catatonia desde a infância, incluindo:

- manter as mãos em posturas peculiares e incomuns;

- aproximação e afastamento repetidos, antes de pegar um objeto;

- hesitação e repetição ao caminhar, especialmente ao passar por portas;

- movimentos repetitivos dos braços;

- movimentos motores automáticos complexos, como se estivesse em transe: ficar na ponta dos pés, mover-se para frente e para trás e agitar os braços em movimentos repetitivos.

Breakdown tipo catatonia

Kevin exibia as manifestações complexas que ocorrem em pessoas autistas de alto funcionamento das maneiras explicadas a seguir.

Congelar e travar

Kevin ficava preso em rotinas rituais e repetitivas. Durante esses rituais, ele também tinha pensamentos repetitivos e ficava preso nesses padrões de pensamento repetitivos ou rígidos dos quais não conseguia sair. Os pensamentos eram algo como "eu disse a coisa errada" ou "algo ruim vai acontecer se eu não fizer isso". Tais pensamentos circulares são esmagadores e consomem tudo. Ele não conseguia cessá-los sozinho e precisava que alguém rompesse o ciclo por ele.

Episódios de estado de catatonia com *shutdown*

Esses episódios mais graves começaram a ocorrer depois que Kevin foi tratado com quetiapina e aumentaram em frequência, duração e gravidade.

A seguinte anotação de seus pais descreve o que acontece durante esses episódios de *shutdown*.

> Aumento de movimentos repetitivos e hesitações; dificuldade para cruzar limites de portas, usar escadas, sentar-se, levantar-se da cama etc.; fala reduzida, incluindo mutismo completo; empurrar comida para fora da boca com a língua (automaticamente); incapacidade de realizar tarefas cotidianas, incluindo vestir-se, lavar-se, escovar os dentes, comer, usar o banheiro, etc.; aumento na intensidade desses travamentos em ações.

Às vezes, Kevin era incapaz de se sentar ereto ou manter-se firme, e sua cabeça ficava curvada ou ele se debruçava sobre a mesa com a cabeça abaixada. Ele também tinha dificuldade em mastigar e engolir nesses momentos (devido às dificuldades de movimento da catatonia).

Quando isso ocorria, todas as funções diárias acima eram executadas pelos pais, incluindo induzi-lo fisicamente e ajudá-lo em tudo. Eles

Autismo: catatonia, *shutdown* e *breakdown*

precisavam tirá-lo fisicamente do sofá, levá-lo escada acima, levá-lo ao banheiro, lavar, vestir e alimentar.

Quando Kevin saía desses episódios, conseguia descrever como se sente enquanto ocorrem. Em resposta às minhas perguntas, ele deu a seguinte descrição sobre a ansiedade e pânico extremos e sobre como se sente preso:

> Quando começa a ficar ruim, eu consigo sentir quando está piorando... me sinto mais ansioso... sinto muita tensão no corpo... posso me sentir um pouco mal, enjoado, com muito pânico, um misto de estresse e ansiedade muito alta... fazer qualquer coisa é demais, não consigo relaxar, quero levantar e me mexer, mas me sinto preso, não posso fazer isso. Quando está muito ruim e tento me mexer, sinto que não deveria ter feito isso ou que fiz de um jeito errado.

Variabilidade situacional na catatonia

Kevin mostra extrema variabilidade situacional em seu funcionamento. Quando era mais jovem, seu comportamento e funcionamento eram muito diferentes em casa e na escola. Seus professores nunca viram a extrema ansiedade e as manifestações de *breakdown* que ele demonstrava em casa. Na idade adulta, ele exibe os mesmos padrões extremos. Os piores episódios de catatonia e dificuldades relacionadas ocorrem em casa. Quando está ao ar livre com a família ou outras pessoas (incluindo profissionais que o avaliam), ele é capaz de mascarar/superar suas dificuldades e é fluido nos movimentos, na fala e nos processos de pensamento.

Eu vi esse aspecto em primeira mão quando o avaliei em duas ocasiões distintas. Na primeira vez, ele estava tranquilo e sem episódio de *shutdown* por catatonia. Kevin foi muito educado e amigável e parecia muito feliz em me ver. Não mostrou nenhum sinal externo de estar ansioso ou estressado. Mostrou-se relaxado e seus movimentos naquele dia eram fluidos, sem qualquer hesitação, mas exibia uma tendência a fazer alguns movimentos repetitivos de braços e pernas. Ele conseguiu cruzar portas e atravessar o jardim com facilidade e se relacionou comigo de forma amistosa e calma.

Antes da próxima consulta, seus pais me informaram que Kevin havia entrado no estado de catatonia e *shutdown* descrito aqui. Eu decidi vê-lo, mesmo assim.

Quando cheguei, Kevin parecia pálido e distante e mal falou, de forma sussurrante. Eu lhe disse que queria fazer um teste psicométrico e ele concordou. Gradualmente, tornou-se mais alerta, mais comunicativo e engajado totalmente com as tarefas, tanto verbais quanto não verbais. Na verdade, enquanto fazíamos os testes, ele voltou a ser como eu o tinha visto anteriormente: fez contato visual, falou com seu tom de voz normal e se concentrou totalmente em cada tarefa. Em tarefas cronometradas, ele estava ciente da necessidade de trabalhar rápido e deu o seu melhor.

De acordo com os pais, depois que Kevin passava por situações em que conseguia funcionar "normalmente", suas dificuldades relacionadas às compulsões e catatonia eram ainda mais graves ao chegar em casa. Durante uma viagem ao exterior para visitar parentes, ele foi descrito como "de volta ao seu estado normal", e curtiu cada minuto de maneira relaxada e despreocupada. No entanto, poucos minutos depois de chegar em casa, voltou à catatonia e ao ciclo de ficar preso em pensamentos e compulsões repetitivas e foi incapaz de realizar atividades voluntárias, embora quisesse. O contraste entre seu funcionamento em casa e fora de casa resume um dos aspectos mais enigmáticos da catatonia relacionada ao autismo, que é desconcertante, frustrante e estressante tanto para o indivíduo quanto para aqueles que o amam e cuidam. Mas pelo lado positivo, pessoas como Kevin pelo menos têm bons dias quando são capazes de aproveitar a vida sem pensamentos e medos repetitivos e quando estão livres da paralisia da catatonia, mesmo que seja por um curto período.

Dificuldades contínuas

Kevin e sua família estão atualmente lutando com as consequências e os graves sintomas de abstinência da medicação antidepressiva que ele vem recebendo há muito tempo como tratamento prescrito. A família não foi informada dos riscos de dependência de medicamentos psiquiátricos de longa duração e suas preocupações e solicitações por ajuda para a retirada dos medicamentos foram ignoradas pelo profissional. A ironia da triste situação é que os medicamentos psiquiátricos claramente não estavam ajudando e ninguém podia ver os danos que estavam causando. Para piorar, Kevin agora está sentindo sintomas horríveis de abstinência, que não estão sendo reconhecidos como tais pelos profissionais médicos envolvidos. O Grupo Parlamentar Suprapartidário para Dependência de Drogas Prescritas (UK) atualmente trabalha para que as famílias obtenham apoio e os médicos tenham melhor treinamento para evitar tais desastres capazes de arruinar a vida das pessoas. No entanto, levará tempo para que as declarações de missão se traduzam em mudança e apoio para indivíduos e famílias, e chegará tarde demais para Kevin e sua família. Para Kevin, o futuro é incerto, e resta saber se sua ambição de trabalhar no setor de informática ou com animais continuará sendo apenas um sonho ou será alcançada. Conhecendo ele e sua família incrível, corajosa e solidária, sinto-me otimista de que conseguirá. Ele precisa fazer isso... (sem pressão, Kevin!).

Rita (mulher, 25 anos)

A história de Rita é representativa de jovens altamente inteligentes da universidade, que desenvolvem episódios debilitantes de "congelamento" e "mutismo" e podem não ter recebido o diagnóstico de autismo.

Rita era excelente estudante e mantinha padrões extremamente altos para si mesma em termos de desempenho acadêmico e participação social. Ela havia desenvolvido estratégias "cognitivas" e "intelectuais" para lidar com situações sociais na escola e na universidade, e aprendeu sobre relacionamentos na televisão e no cinema. Contudo, teve um *breakdown* de saúde mental com características marcantes de catatonia do tipo que ocorre em pessoas com alto funcionamento intelectual. A manifestação de catatonia começou gradualmente, com o aumento da lentidão na comunicação. Com o tempo, ela desenvolveu episódios intermitentes de congelamento, mutismo e de não conseguir sair da cama ou mover-se de onde estivesse, por horas. Rita e sua família fizeram a conexão de seus

Vidas diferentes, histórias semelhantes

sintomas com a catatonia relacionada ao autismo e buscaram um diagnóstico de autismo e catatonia.

Pessoas como Rita, que têm famílias que as apoiam, são capazes de pesquisar seus sintomas e buscar esclarecimento diagnóstico de seu autismo e catatonia. No entanto, é provável que haja muito mais jovens na universidade com dificuldades semelhantes que podem não ter apoio, recursos ou motivação para procurar ajuda.

O trecho a seguir, de um *e-mail* de um jovem universitário, exemplifica a situação:

> Estou entrando em contato porque acredito que tenho catatonia autista e gostaria de explorar opções de diagnóstico (isso é extremamente debilitante, mas a condição não é reconhecida pelos profissionais do serviço de saúde mental local). Eu tenho congelamentos (normalmente entre dez minutos e uma hora) cerca de cinco vezes por dia, e também tive problemas com mutismo seletivo, que durava até dez horas por dia, mas tornou-se muito menos frequente desde que os congelamentos se tornaram mais frequentes. Além dos sintomas catatônicos, mostro sinais claros de autismo, e meus amigos e eu suspeitávamos que eu tivesse autismo muito antes dos sintomas de catatonia começarem. Se você tiver alguma ideia de como posso ser diagnosticado (se houver alguém capaz de diagnosticar no norte/dentro do sistema nacional de saúde), isto seria muito útil e eu ficaria muito grato. Independentemente disso, muito obrigado por sua pesquisa sobre essa condição.

Capítulo 4

Consequências de diagnósticos incorretos e conceitos errôneos

Dificuldades enfrentadas pelos pais e indivíduos ao consultarem profissionais

Muitos profissionais não entendem as complexas manifestações da catatonia crônica em pessoas com transtorno do espectro autista (TEA). Os profissionais podem identificar e diagnosticar a catatonia aguda e grave no TEA em sua forma mais severa, conforme descrito anteriormente, mas na maioria dos casos de pessoas com TEA, as manifestações complexas da catatonia crônica não são identificadas ou diagnosticadas pelos profissionais consultados pelas famílias desesperadas quando a pessoa com TEA apresenta padrões complexos de deterioração e dificuldades, além do autismo subjacente. Tenho sido contatada por famílias, cuidadores, equipes de atendimento, professores e pelos próprios indivíduos autistas com alto funcionamento que enfrentam as seguintes situações ao relacionar-se com profissionais de saúde:

- descrença;
- falta de conhecimento e entendimento sobre a catatonia relacionada ao autismo e consequente *breakdown*;
- relutância em aprender ou se informar;
- passagem por vários profissionais de áreas diferentes;
- falta de apoio e empatia;
- incapacidade de avaliar a gravidade do problema;

Consequências de diagnósticos incorretos e conceitos errôneos

- supor, erroneamente, que a pessoa com catatonia está "fingindo" e tem controle sobre o problema;

- incapacidade de avaliar que a catatonia crônica pode se agravar e atingir níveis severos;

- ouvir que esses comportamentos fazem parte do autismo da pessoa e que não há motivo de preocupação;

- relutância em rever/retirar os medicamentos psiquiátricos que podem estar desencadeando e contribuindo para a catatonia;

- recusa em apoiar o encaminhamento para uma avaliação/opinião especializada;

- ouvir que não é necessário acrescentar mais um rótulo ao diagnóstico de autismo da pessoa e que não é útil;

- críticas acentuadas aos pais e sujeição a avaliações de risco, se o/a jovem não puder frequentar a escola, por exemplo;

- ouvir que "catatonia" é um conceito antigo e não existe mais.

Tenho sido contatada por pais desesperados o tempo inteiro. O seguinte trecho de um *e-mail* que recebi recentemente, semelhante a muitos outros, resume o que os pais têm de enfrentar e suportar.

Estamos entrando em contato com você na esperança de que possa nos ajudar. Até aproximadamente três anos atrás, X era uma criança tranquila e feliz, apesar do autismo. Entretanto, nos últimos anos houve uma mudança marcante no seu comportamento e bem-estar. Contatamos nosso clínico geral, que nos encaminhou para uma equipe de saúde mental. Isso levou a outros encaminhamentos e avaliações, mas não houve nenhum progresso ou conclusão. As dificuldades de comportamento e movimentos de X com episódios de congelamento continuaram a piorar e não tínhamos ideia do que estava acontecendo, até que a diretora da escola mencionou a possibilidade de catatonia no autismo. Foi a primeira vez que ouvimos falar dessa condição. Ontem, depois de longa espera, tivemos uma consulta com a psiquiatra do serviço público de saúde e esperávamos um diagnóstico de catatonia no autismo. A psiquiatra testou os sinais de catatonia levantando o braço de nosso filho em várias posições, concluiu que ele não apresenta-

Autismo: catatonia, *shutdown* e *breakdown*

va catatonia, que provavelmente tinha depressão e receitou antidepressivos. Ela não teve interesse em ouvir ou ler sobre a catatonia relacionada ao autismo e nos dispensou sem se preocupar com a gravidade da situação ou com o nosso estresse e preocupação.

Diagnósticos incorretos e suas consequências

É preocupante quando a catatonia nas pessoas com autismo não é identificada ou diagnosticada nas primeiras manifestações, antes de aumentar e atingir níveis graves de dificuldade e incapacidade. É ainda mais preocupante e perturbador que muitas pessoas que apresentam catatonia ou deterioração tipo catatonia sejam mal diagnosticadas e recebam diagnósticos variados. Ao longo dos anos, no nosso trabalho clínico e de pesquisa, encontramos uma variedade de diagnósticos ou justificativas de profissionais para explicar a deterioração e os sintomas de pessoas autistas que desenvolveram catatonia em diferentes níveis. A variedade de diagnósticos e explicações abrangem esquizofrenia, depressão, transtorno maníaco-depressivo (bipolaridade), transtorno obsessivo-compulsivo (TOC), "parte do autismo da pessoa", comportamento voluntário, preguiça, teimosia e fingimento.

Esses conceitos errôneos e diagnósticos incorretos têm consequências graves para o indivíduo e sua família. As histórias de algumas pessoas autistas, em que a catatonia não foi identificada no estágio inicial ou foi mal interpretada ou mal diagnosticada, demonstram esse fato.

A história de Max

Max é um jovem que teve um *breakdown* tipo catatonia durante seu último ano de universidade, mas não recebeu esse diagnóstico. Ele era inteligentíssimo e muito bem-sucedido na escola e não tinha nenhum diagnóstico quando decidiu seguir seus sonhos e cursar uma faculdade. Infelizmente, ele não conseguiu lidar com as exigências sociais e pressões da universidade e começou a ter dificuldades durante o segundo ano. No início, essas dificuldades eram leves, embora, em retrospecto, fique claro que se assemelhavam à deterioração tipo catatonia e afetavam a fala, a alimentação, a passividade e o nível de atividade. Ele melhorou quando foi para casa durante as férias. A deterioração continuou depois de retornar à universidade para o último ano, mas não conseguiu continuar e seus pais o trouxeram para casa. Max foi internado em um hospital psiquiátrico e tratado, inicialmente, como um caso de episódio psicótico agudo.

Na época do *breakdown*, ele não havia recebido nenhum diagnóstico de TEA ou síndrome de Asperger. De fato, somente quatro anos após seu primeiro *breakdown*, o diagnóstico de síndrome de Asperger e catatonia foi dado por um profissional externo. Durante esses quatro anos, Max esteve aos cuidados da equipe de saúde mental e recebeu vários diagnósticos psiquiátricos, incluindo "doença psicótica" e depressão, e foi tratado com vários medicamentos psiquiátricos. O psiquiatra especialista externo que deu o diagnóstico de síndrome de Asperger e catatonia salientou em seu relatório que, em sua opinião, Max nunca apresentou nenhum sintoma psicótico definido ou um histórico claro de doença depressiva. Entretanto, os psiquiatras que o tratavam ignoraram isso.

Max também reagiu muito mal a um dos medicamentos (citalopram). Conforme descrito, ele parecia ter ficado em um "estado de coma" durante dez dias: sem reações e parou de comer e beber, uma descrição que parece ser um episódio agudo e grave de catatonia desencadeado pelos efeitos colaterais da medicação. Esse fato demonstrou que ele era extremamente vulnerável aos efeitos colaterais dos medicamentos, mas isso não foi identificado ou levado em consideração, e ele continuou sendo tratado com medicamentos psiquiátricos. Sua catatonia continuou piorando e ele começou a apresentar comportamentos estranhos e atípicos. Os médicos não conseguiram identificar esses sintomas como possíveis efeitos colaterais adversos da medicação, e pareceram ignorar o diagnóstico de síndrome de Asperger e catatonia, que havia sido confirmado por vários profissionais externos. Seus sintomas e comportamentos oscilantes continuaram sendo interpretados como sintomas psicóticos e/ou sintomas negativos e positivos da esquizofrenia. Esse fato não é incomum, e tenho observado com frequência que clínicos inexperientes em avaliar

Autismo: catatonia, *shutdown* e *breakdown*

pessoas com síndrome de Asperger e catatonia continuam, muitas vezes, interpretando mal os comportamentos, vocalizações e apresentação clínica como fenômenos psicóticos ou esquizofrênicos. Tratar uma pessoa com catatonia com medicamentos psiquiátricos pode levar a todo tipo de perturbações do estado mental. Como Max, a pessoa pode apresentar manifestações complexas da condição, desde imobilidade ou estupor até uma grande variação de anormalidades do comportamento e do movimento, incluindo excitação, euforia, fala e rituais irrelevantes e repetitivos. Pessoas com catatonia também podem vivenciar uma variedade de fenômenos corporais, perceptivos e sensoriais estranhos.

No caso de Max, teria sido mais útil se todos os profissionais envolvidos no caso tivessem aceitado e compreendido o diagnóstico de síndrome de Asperger e catatonia e se concentrado no gerenciamento dessas questões. Em vez disso, continuaram buscando alternativas ou outros diagnósticos de comorbidades para explicar os sintomas e os fenômenos comportamentais dele. Outros diagnósticos psiquiátricos como psicose, esquizofrenia e depressão foram errôneos e conduziram a tentativas medicamentosas que agravaram e complicaram a catatonia de Max e sua manifestação.

Além das tentativas medicamentosas, a certa altura Max ficou internado em um hospital psiquiátrico localizado a mais de 300 quilômetros de sua casa. O estresse sofrido por ele e sua família durante esse período foi inimaginável. Foi somente a coragem, a determinação e o apoio e cuidado incansáveis de seus pais que acabaram permitindo seu "resgate" da teia do sistema psiquiátrico. Seus pais desistiram dos "serviços" e conseguiram que Max recuperasse e readquirisse algumas habilidades, por meio de seu cuidado e dedicação e pela aplicação da abordagem psicoecológica descrita neste livro.

Contudo, haverá consequências de longo prazo (provavelmente por toda a vida) causadas pelo diagnóstico incorreto e pelos tratamentos médicos inadequados de Max. Embora tenha se recuperado dos problemas de catatonia e esteja mais feliz, ele não recobrou totalmente habilidades, a capacidade de comunicação e a independência. Recentemente, sua família me enviou uma atualização:

Max recebeu alta dos serviços de saúde mental há muitos anos e não está usando medicação. Tanto os exames de sangue anormais quanto o seu peso voltaram ao normal, desde que os medicamentos foram retirados e interrompidos. Ele mora em sua própria casa, tem uma boa qualidade de vida e comparece a consultas com um clínico geral. Nós achamos que o APT (Autism Parent Training) [acrônimo antigo da abordagem psicoecológica] não médico ajudou nosso filho de forma mais duradoura.

A história de Jasmine

Jasmine morava em um lar especializado para adultos autistas. Ela foi encaminhada para mim para avaliação psicológica clínica e aconselhamento sobre "aumento de comportamentos ritualísticos". Às vezes, ela se recusava a falar, levava longo tempo para terminar as refeições, recusava-se a participar de atividades e, ocasionalmente, apresentava acessos atípicos de agressividade.

O aumento dos comportamentos ritualísticos de Jasmine foi diagnosticado como um fenômeno de TOC, e medicamentos psiquiátricos foram usados para o tratamento. Os funcionários do lar especializado interpretaram as outras dificuldades de Jasmine como voluntariedade, teimosia e "tentativas de testar a paciência deles". A equipe achava que Jasmine tinha controle completo de seus comportamentos, especialmente porque, em certas situações, sua funcionalidade era boa e não era lenta ou "teimosa".

Quando eu a avaliei, a má interpretação e os diagnósticos incorretos eram bem evidentes. De fato, Jasmine apresentava um *breakdown* em forma de catatonia e também efeitos colaterais do tipo extrapiramidal por causa da medicação usada para tratar o TOC diagnosticado. Os comportamentos interpretados como rituais de TOC eram fenômenos catatônicos e efeitos colaterais extrapiramidais da medicação. A seguir, alguns exemplos.

Autismo: catatonia, *shutdown* e *breakdown*

- Jasmine apresentava lentidão associada à catatonia, além de ficar parada e de joelhos em uma postura fixa e "congelada".

- Ela tinha dificuldade em iniciar e completar os movimentos e depois terminava um movimento rapidamente com um empurrão ou um solavanco. O que foi interpretado como TOC e aumento nos rituais era devido à hesitação de Jasmine, indo e vindo, tentando se sentar e ficando travada durante as ações e congelando.

- Jasmine também apresentava efeitos colaterais extrapiramidais como tremores, revirar os olhos e olhar fixamente para o nada.

- A lentidão para comer se devia às dificuldades para mastigar e deglutir relacionadas à catatonia. Isso foi interpretado como teimosia e "tentativa de testar a paciência da equipe". Quanto mais a equipe a pressionava para que se apressasse, mais travada ela ficava.

- Ela não tinha controle sobre "se recusar a falar" em certas situações. Isso ocorria pela dificuldade em realizar os movimentos necessários à fala. Do mesmo modo, sua aparente recusa em participar de atividades e excursões se devia às dificuldades relacionadas à catatonia para iniciar os movimentos e ações. O que foi interpretado como "recusa" era, na verdade, incapacidade devido ao fato de ter dificuldades intermitentes com os movimentos voluntários, relacionadas ao início da catatonia.

- Os acessos atípicos de agressividade de Jasmine também estavam ligados à catatonia, pois as dificuldades lhe traziam muita frustração, que ela não conseguia mais expressar verbalmente.

A história de Jasmine demonstra como a equipe de atendimento e os profissionais bem-intencionados podem interpretar erroneamente os comportamentos, levando a um ciclo de má gestão, aumento do estresse e a um padrão complexo de comportamentos que se torna ainda mais difícil de desvendar e interpretar. Uma identificação precoce da catatonia de Jasmine teria evitado isso.

A história de Shaan

Shaan é um jovem na casa dos 20 anos que atualmente tem uma forma muito severa e complexa de catatonia, complicada por efeitos colaterais de vários medicamentos psiquiátricos ao longo dos anos.

Shaan começou a apresentar dificuldades e anormalidades de movimentos enquanto ainda frequentava a escola, como posturas incomuns, hesitação e congelamento, movimentos bruscos involuntários e "ausências". As anomalias foram investigadas para saber se Shaan estava tendo acessos convulsivos, mas vários profissionais médicos, incluindo um pediatra com interesse especial em epilepsia e um consultor psiquiátrico de crianças e adolescentes concluíram que não se tratava de epilepsia, mas de uma questão comportamental. Felizmente, graças à visão dos profissionais, Shaan não começou a usar medicamentos antiepilépticos. Contudo, ele também começou a apresentar acessos de agressividade e, infelizmente, foi medicado com antipsicóticos desde cedo, em vez de ter recebido uma abordagem psicológica para entender e administrar todos os aspectos de seu comportamento.

Infelizmente, depois de deixar a escola, Shaan foi encaminhado para o serviço de deficiências de aprendizagem de adultos, e seus movimentos involuntários, como solavancos, foram interpretados como acessos de atividade epiléptica. Ele começou a ser medicado com antiepilépticos, em acréscimo à medicação antipsicótica. Não foi possível realizar um EEG, de modo que o diagnóstico de epilepsia se baseou nas observações da equipe e interpretações sobre seu comportamento. Essa movimentação anômala estava mais associada à catatonia do que à epilepsia, especialmente tendo em vista que seu quadro era um caso bastante claro de *breakdown* tipo catatonia.

Shaan apresentou vários aspectos de deterioração tipo catatonia ao longo dos anos, que foram descritos pelos cuidadores, mas não identificados como tais. Ao contrário, os comportamentos relacionados à catatonia foram interpretados incorretamente como sendo "psicóticos" e "epilépticos":

Autismo: catatonia, *shutdown* e *breakdown*

- Dificuldades de movimentação e ficar "travado" ou "congelado" – Shaan ficava travado em uma posição por longos períodos e também passava longo tempo no banheiro, tanto de sua casa quanto no do centro de convivência e na casa especializada. Isso foi interpretado como dificuldade de comportamento, em vez de aspecto catatônico.

- Movimentação anômala/distonia – Shaan apresentava essas características, incluindo movimentos bruscos, movimentos involuntários, manter os braços em uma determinada postura, agachar-se, tocar o chão e outros comportamentos atípicos, como franzir o cenho, fazer caretas e olhar para o vazio, entre outros. Tudo isso era observado e anotado, mas não era interpretado como características da catatonia.

- Dificuldades para comer e beber – Durante alguns dias, Shaan tinha episódios com várias horas de duração em que não conseguia comer nem beber. Isso foi interpretado erroneamente como uma possível depressão (e não como as dificuldades de movimentação da catatonia, que causam problemas de mastigação e deglutição). Ele era não verbal e não tinha meios para expressar suas dificuldades.

- "Comportamento desafiador" – Shaan tinha episódios em que apresentava comportamentos repentinos, como ficar de pé sobressaltado e de repente agir agressivamente, especialmente quando saía de uma fase "travada" ou durante essa fase. Shaan mostrava comportamentos agressivos/desafiadores que eram ou "automáticos" ou parte de episódios catatônicos, ou ainda por causa da confusão e frustração de suas experiências incomuns que não conseguia comunicar.

Ele também mostrava vários efeitos secundários da deterioração relacionada à catatonia, como o aumento de retraimento social, diminuição da capacidade de tolerar atividades antes apreciadas e maior sensibilidade. Durante o período de minha participação, Shaan estava com uma qualidade de vida muito ruim. Ele passava horas no banheiro e horas no quarto, em atividades repetitivas estereotipadas, e a equipe achava muito difícil envolvê-lo em qualquer atividade.

A administração da catatonia de Shaan se tornou bastante complexa devido ao aumento da gravidade de suas dificuldades. A identificação precoce e um manejo não médico teriam evitado esse grau de severidade e permitido que ele tivesse qualidade de vida muito melhor, apesar do seu autismo severo, das dificuldades de aprendizagem e da grave deficiência de fala. O mais triste é que ele tem apenas 20 anos e uma vida inteira pela frente. Resta ver o quanto ele poderá se recuperar do *breakdown* do tipo catatonia e recuperar sua qualidade de vida.

Jay

Jay é um jovem que recebeu diagnóstico de autismo de alto funcionamento na primeira infância. Ele se saiu bem na escola, embora o descrevessem como muito tímido, tranquilo e calmo nos relatórios escolares. Jay falava bem e era articulado. Tinha uma memória excelente para rotas, acontecimentos especiais e datas. Seus interesses e habilidades incluíam leitura de tabelas de horários e mapas e uso de dicionários e enciclopédias para procurar palavras e informações. Jay adorava sair de casa e gostava de explorar Londres usando o transporte público de forma independente.

O comportamento e funcionamento de Jay se deterioraram gradualmente durante o terceiro ano de faculdade. Ele começou a ficar lento e passou a precisar de muita motivação para fazer até mesmo as rotinas básicas de autocuidado ao se levantar, como lavar-se, escovar os dentes etc. Ele também foi falando cada vez menos, até que parou de falar completamente. O mutismo total parece ter acontecido de repente, depois de um incidente no qual ele teve um ataque de pânico enquanto viajava e teve de sair do carro. Algumas semanas depois desse incidente, Jay teve acessos atípicos repentinos, quando subitamente ficava de pé e começava a destruir e a quebrar coisas. Ele foi internado em uma unidade psiquiátrica por um breve período e depois foi colocado em período integral em um lar para pessoas com problemas de aprendizagem. Houve melhora imediata de humor e comportamento. Jay gostava de saídas organizadas

Autismo: catatonia, *shutdown* e *breakdown*

pela equipe e de viajar para lugares interessantes no micro-ônibus, já que sempre gostara de viajar e o fazia de forma independente anteriormente. A equipe parecia desconhecer seu nível de inteligência, seus interesses e habilidades especiais e sua capacidade de independência e comunicação anteriores. A lentidão, a falta de comunicação, as hesitações, os movimentos repetitivos e outros comportamentos relacionados ao seu *breakdown* tipo catatonia não foram investigados e a percepção e as expectativas da equipe em relação a ele eram muito mais baixas do que sua real capacidade.

O diagnóstico incorreto de seu *breakdown* como problema comportamental e psicótico e a falta de identificação da catatonia tiveram consequências graves para Jay e sua qualidade de vida. À medida que ele ficava mais lento e começava a ter dificuldades para falar, a equipe do residencial especializado começou a excluí-lo dos passeios, que eram o ponto alto de sua vida. Ele foi excluído porque, à medida que se tornava mais lento, demorava muito para se preparar e nunca estava pronto a tempo. Além disso, algumas vezes quando a equipe lhe perguntava se queria ir aos passeios, ele levava muito tempo para responder ou respondia com hesitação, o que era interpretado como "não". Às vezes, Jay tinha incontinência (devido à dificuldade de levantar da cadeira para usar o banheiro) e também apresentava agitação acentuada em certas ocasiões, o que foi interpretado como problemas comportamentais e a dose de seus medicamentos psiquiátricos foram aumentadas.

Jay foi tratado com uma variedade de medicamentos antipsicóticos, antidepressivos e antiepilépticos. Suas habilidades de autocuidado, sua independência e capacidade continuaram a se deteriorar e ele ficou retraído e não comunicativo. A família estava extremamente preocupada pelo fato de ele não apresentar melhoras e, de fato, a deterioração continuou.

A equipe e os vários profissionais envolvidos com Jay não conseguiram identificar que ele apresentava catatonia do autismo e o *breakdown* relacionado, e que a medicação não estava ajudando, mas deixando-o ainda pior. Na época de minha avaliação, a catatonia de Jay e o *breakdown* haviam se deteriorado a ponto de ele ser incapaz de sair da cama ou da cadeira, de qualquer movimento voluntário ou ações sem motivação ou assistência. Ele também expunha grande variedade de posturas e movimentos incomuns, como inclinação do corpo, movimentos rígidos, distonia, balançar-se, solavancos e contorções corporais, fazer caretas, contorções faciais e sorriso involuntário, ranger de dentes, piscadas contínuas e movimentos repetitivos da boca. Jay também tinha dificuldade em manter a cabeça ereta e olhar para cima. Toda sua conduta era desprovida de energia (exceto pelos movimentos repetitivos e incontroláveis). Não havia alegria ou brilho nele. Cada pequena ação era um esforço enorme para ele, que não conseguia comunicar sua batalha, aprisionamento e tristeza. Os efeitos secundários incluíam incontinência, perda de habilidades e da independência, incapacidade de se dedicar a seus interesses especiais e uma qualidade de vida bastante ruim. Jay também não conseguiu continuar seu trabalho voluntário de meio turno no escritório de uma escola especial. Era angustiante e muito preocupante sua família testemunhar a deterioração severa e gradual de Jay e os efeitos negativos dos medicamentos psiquiátricos. Felizmente, seus pais tomaram a iniciativa de obter avaliações e aconselhamento de especialistas antes que fosse tarde demais.

A experiência de Zoe

Zoe é uma garota que se destacou na área acadêmica e passou facilmente pela escola e universidade, mas teve um *breakdown* depois da formatura. Ela não tinha diagnóstico de autismo e lidava com situações sociais aplicando regras e estratégias elaboradas, que resolvia intelectualmente ou usando o que lia em livros, via nos filmes e observava nas pessoas.

Aos 23 anos de idade, ela desenvolveu sintomas leves de catatonia, que foram aumentando pouco a pouco até um nível mais grave. Os episódios de catatonia eram desencadeados por sua percepção de ter violado uma regra social ou forçado sua presença para outra pessoa. Ela apresentava todos os sintomas clássicos de catatonia, incluindo mutismo, congelamento e episódios de *breakdown*. Havia momentos em que não conseguia sair da cama, mover o corpo ou os membros durante horas.

Autismo: catatonia, *shutdown* e *breakdown*

Zoe e sua família consultaram um psiquiatra e perguntaram especificamente se ela estaria desenvolvendo catatonia (que tinham deduzido por pesquisas próprias). O psiquiatra descartou essa possibilidade e disse-lhes que a catatonia era um conceito antigo, não existia mais. Isso teve um efeito catastrófico em Zoe, pois fez-lhe sentir como se estivesse inventando tudo aquilo e, como resultado, provocava o sofrimento de todos ao redor. Ela começou a se sentir mais culpada e a se recriminar, passando a ter pensamentos suicidas. A família achou que a falta de identificação dos profissionais e de diagnóstico levou-a a uma situação em que o risco de suicídio aumentara.

Felizmente, ela e a família não desistiram e encontraram a ligação entre autismo e catatonia, o que os fez buscar o diagnóstico de catatonia no autismo. Atualmente, Zoe tem o diagnóstico de autismo e catatonia. Foi um grande alívio para ela, que agora consegue entender bastante as próprias dificuldades nas situações sociais e seus problemas de sensibilidade sensorial causada pelo autismo. Ela tem conseguido lidar com as situações que podem sobrecarregá-la e conduzi-la a episódios de catatonia e *shutdown*. O diagnóstico de autismo e catatonia e a consciência dos fatores sensoriais que a afetam farão que desenvolva seus próprios mecanismos de enfrentamento e, com sorte, evite episódios de catatonia e *shutdown*.

A história de Zoe demonstra que o diagnóstico de catatonia pode falhar mesmo quando uma pessoa apresenta sintomas tão óbvios e graves, além dos efeitos catastróficos que isso pode ter num indivíduo. A família de Zoe insistiu nas suas próprias pesquisas e questionamentos para encontrar a verdade. Entretanto, muitas pessoas e famílias podem não ter capacidade ou recursos para questionar a opinião de um profissional. É difícil evitar a lembrança de que há pessoas que tiveram um destino pior do que Zoe e não sobreviveram para contar a história.

Capítulo 5

Possíveis fatores causais

No estudo de prevalência (WING e SHAH, 2000), notamos que situações e experiências estressantes foram um importante fator precipitador na maioria das pessoas autistas que desenvolveram deterioração tipo catatonia. Avaliações psicológicas detalhadas e formulações de pessoas encaminhadas para nós ao longo dos anos reforçaram o fato de que dois tipos de fatores são responsáveis por causarem catatonia associada ao *breakdown* em indivíduos autistas:

- sofrimento psicológico, ansiedade, "estresse autista" e falta de enfrentamento;
- efeitos colaterais de medicamentos psiquiátricos.

Cada um desses casos é discutido a seguir, porque o entendimento desses possíveis fatores causais é importante para a prevenção, o tratamento e o manejo.

Sofrimento psicológico, ansiedade, "estresse autista" e falta de enfrentamento

Optei por chamar o estresse vivenciado por indivíduos autistas de "estresse autista", porque a experiência de estresse, os fatores que causam o estresse e a reação ao estresse são específicos do autismo e à sensibilidade e dificuldades relacionadas. A vulnerabilidade especial da pessoa autista a estresse e ansiedade é bem documentada em relatos autobiográficos (ex.: GRANDIN, 2006), em relatos de parentes (ex.: PARK e PARK, 2006) e por médicos e pesquisadores (ex.: BARON, LIPSITT e GOODWIN, 2006; GRODEN *et al.*, 1994).

Pessoas autistas são extremamente vulneráveis a sensações de ansiedade e sofrimento e se sentem facilmente perplexas em situações que lhes causam estresse. A vulnerabilidade deve-se às características subjacentes do autismo, que incluem dificuldade social e de comunicação, sensibilidade sensorial e um estilo cognitivo de focar nos detalhes, em vez de no todo. Por causa dessas características, essas pessoas frequentemente veem o mundo à sua volta como invasivo, caótico, incontrolável e imprevisível. O sofrimento psicológico e o "estresse autista" frequentemente relacionam-se a medo, ansiedade social e geral, sobrecarga de demandas, frustração, cansaço, confusão, erros de interpretação e entendimento e falta de enfrentamento. Não raro, indivíduos autistas (crianças e adultos) demonstram agitação ou um ataque comportamental (ataques de fúria), em situações que consideram incontroláveis ou difíceis de enfrentar; alguns (especialmente aqueles com personalidade passiva) podem não demonstrar um ataque manifesto de fúria ou raiva, mas reagem retraindo-se, tornando-se menos comunicativos e responsivos e se fechando.

Em pessoas autistas, o efeito acumulado de sofrimento, o "estresse autista", a ansiedade, a falta de enfrentamento e o trauma podem levar a muitos tipos de *breakdown*, que se manifesta de diferentes maneiras, dependendo da personalidade e vulnerabilidade subjacente do indivíduo. Algumas pessoas autistas podem reagir com um *breakdown* comportamental, com comportamentos desafiadores, como agressão física ou autolesões. Outras podem ter um *breakdown* da saúde mental, na forma de episódios psicóticos, paranoia, baixo humor/depressão etc. A catatonia é um tipo de *breakdown* que ocorre em indivíduos autistas e se manifesta de muitas formas diferentes, como discutido nos Capítulos 1 e 2.

Os fatores que causam sofrimento psicológico e falta de enfrentamento em pessoas autistas e podem levar ao *breakdown* na forma de catatonia relacionam-se com sensibilidades e necessidades autistas subjacentes, e também à incapacidade de expressar a angústia e autorregular emoções e reações. Pessoas autistas (mesmo aquelas de alto funcionamento) geralmente são incapazes de expressar sentimentos de ansiedade e sofrimento psicológico e emocional, e também de pedir ajuda e apoio de forma adequada. Frequentemente sentem emoções intensas, mas não conseguem expressá-las adequadamente. Aqueles mais "passivos" e com dificuldades de iniciação são extremamente vulneráveis a serem explorados, e incapazes de se proteger, reclamar ou comunicar seu sofrimento ou temores diretamente. De fato, indivíduos autistas no grupo "passivo" estavam significativamente mais propensos a desenvolver deterioração tipo catatonia em comparação com outros grupos nas categorias de Wing e Gould (1979) de prejuízo social (WING e SHAH, 2000). Isso foi corroborado por avaliações clínicas posteriores. Em muitos indivíduos que se tornaram mais passivos e dependentes de instruções, o *breakdown* parece exacerbar a passividade subjacente.

As histórias do Capítulo 3 descreveram diferentes tipos de "estresse autista", trauma e falta de enfrentamento que levaram à catatonia e ao *breakdown* relacionado nos indivíduos afetados. Muitas histórias ilustram uma variedade de causas de sofrimento psicológico/emocional, que parece quebrar a pessoa autista em seu íntimo e levar ao *shutdown*, à catatonia e a um padrão relacionado de *breakdown*.

O entendimento dos fatores que causam o "sofrimento autista", o sofrimento psicológico e a falta de enfrentamento relacionados à catatonia e ao *breakdown* requer uma abordagem individual e uma avaliação detalhada de como a pessoa é afetada pelo autismo, quais são suas sensibilidades e necessidades em determinado estágio da vida e uma análise daquilo com que precisa lidar. Isso é explicado em mais detalhes no Capítulo 7.

Muitas vezes, não existe uma causa isolada para explicar a catatonia e o *breakdown* relacionado. Às vezes, as causas podem ser muitas ou há efeito cumulativo de vários fatores. Nem sempre é possível identificar as causas potenciais exatas, apenas fazer a melhor suposição com base no perfil da pessoa autista, em sua sensibilidade e em como isso corresponde ao seu ambiente, suas demandas e seu estilo de vida.

As seções a seguir descrevem alguns possíveis fatores causais identificados em indivíduos avaliados pela autora.

Fatores ecológicos/ambientais

- Estar em ambientes, programas ou serviços inadequados para suas necessidades autísticas.

- Falta de estrutura diária, rotina e ocupação adequada para sua capacidade e autismo.

- Falta de um tipo de estímulo e no nível apropriado.

- Estar em arranjos excessivamente exigentes, por exemplo, estudar em uma escola, faculdade ou universidade regular sem apoio adequado.

- Tentar lidar com independência além de sua capacidade (por exemplo, residir longe dos pais).

- Grupo de colegas inadequado e pressão das mídias sociais.

- Ambientes e situações que causam sobrecarga sensorial e autística (por exemplo, ruído, caos, falta de estrutura).

Fatores psicológicos

- Sobrecarga sensorial: gatilhos específicos ou sentir-se sobrecarregado em termos gerais.

- Sobrecarga emocional: muitas pessoas autistas sentem emoções positivas e negativas muito fortemente, a ponto de ficarem sobrecarregadas.

- Experiências sociais negativas, como *bullying*, abuso, violência e exploração.

- Experiências "institucionais" negativas, descritas por algumas pessoas autistas como a sensação de serem "esmagadas".

- Falta de diagnóstico de autismo (especialmente em pessoas de alto funcionamento).

- Sentimentos de pressão, culpa e insucesso, especialmente em meninas de alto funcionamento intelectual.

Possíveis fatores causais

- Falta de enfrentamento quando as estratégias "cognitivas" e "lógicas" normais não funcionam em situações/relações sociais novas ou inesperadas. Isso afeta indivíduos de alto funcionamento, especialmente meninas que conseguiram ir em frente sem um diagnóstico de autismo, o que "mascarou" suas dificuldades com o uso de estratégias cognitivas.

Problemas de família/relacionamento

- Luto.

- Outros tipos de perda, como a saída de irmãos de casa, divórcio etc.

- Mudança na composição familiar, como nascimento de um irmão, a chegada de meio-irmãos para morar na mesma casa.

- Lidar com a proximidade e a intimidade.

Efeitos adversos de medicamentos psiquiátricos/catatonia farmacologicamente induzida

Reconhece-se, atualmente, que muitos medicamentos psiquiátricos podem causar catatonia ou condições semelhantes à catatonia (DHOSSCHE, SHAH e WING, 2006a; FINK e TAYLOR, 2003). Há uma enorme sobreposição entre as características da catatonia e os bem reconhecidos efeitos colaterais extrapiramidais e parkinsonianos de medicações psiquiátricas.

Conforme discutido no Capítulo 2, as pessoas autistas geralmente têm predisposição para características relacionadas à catatonia, que podem estar presentes com ou sem *breakdown* adicional. Muitos autistas têm sensibilidade aumentada aos efeitos colaterais de medicamentos. Não é surpreendente, então, que em alguns indivíduos autistas os medicamentos psiquiátricos possam levar à catatonia e ao *breakdown* relacionado.

O conselho de psiquiatras experientes em catatonia (DHOSSCHE *et al*, 2006b; FINK, TAYLOR e GHAZIUDDIN, 2006) é: em todos os indivíduos que desenvolvem catatonia, é extremamente importante identificar qualquer

Autismo: catatonia, *shutdown* e *breakdown*

possível medicamento psiquiátrico que possa estar causando a catatonia ou contribuindo para ela, tornando-a mais grave. Se o indivíduo estiver usando algum medicamento que cause efeitos colaterais extrapiramidais e do tipo parkinsoniano, é fundamental que os profissionais envolvidos retirem a medicação seguindo orientações e monitoramento adequados. Se a medicação for considerada necessária, é aconselhável selecionar outras alternativas sem esses efeitos colaterais para testes de curto prazo e monitorar seus efeitos com muito cuidado.

Muitas pessoas autistas são colocadas em medicação psiquiátrica em razão de um diagnóstico errôneo de seus sintomas como psicóticos ou para tratar comportamentos desafiadores e anormalidades de comportamento, como ações repetitivas e obsessões. Às vezes, os indivíduos que apresentam catatonia e *breakdown* relacionado são diagnosticados erroneamente e tratados inadequadamente com medicamentos psiquiátricos, como antipsicóticos, que provavelmente exacerbam seu *breakdown* e causam formas mais graves de catatonia.

Na minha experiência clínica, a medicação psiquiátrica é usada com frequência excessiva (às vezes, por demanda dos pais) para quase qualquer sintoma apresentado em pessoas autistas e nas com dificuldades de aprendizagem. Infelizmente, é muito raro ver boas práticas no uso de medicamentos psiquiátricos para indivíduos autistas. Na maioria das vezes, há falta de lógica clara, medidas de linha de base, monitoramento de efeitos e cautela sobre os efeitos colaterais. Além disso, em vez de testes de curto prazo de um único medicamento, é mais comum ver o uso de longo prazo de uma combinação de medicamentos psiquiátricos. Observamos também pouca conscientização e consideração de possíveis efeitos de dependência e abstinência desses medicamentos em indivíduos autistas.

Não é incomum descobrir que autistas, especialmente aqueles com graves dificuldades de aprendizagem, estão em regime de coquetel de medicamentos psiquiátricos. Recentemente, avaliei um homem de 43 anos com autismo severo e dificuldade de aprendizagem para aconselhar sobre o manejo de seu comportamento desafiador. Fiquei chocada e perplexa ao descobrir que esse homem estava sob o regime dos seguintes medicamentos psiquiátricos: dois tipos de antipsicóticos; dois tipos de medicação anticonvulsivante (para controle do comportamento, mas não era epiléptico); um antidepressivo e um benzodiazepínico. Além disso, foi prescrito um antipsicótico adicional e outro benzodiazepínico, conforme necessário, que estavam sendo usados pela equipe de enfermagem quase diariamente para controlar sua agitação.

Atualmente é crescente a conscientização sobre o uso excessivo de drogas psiquiátricas para pessoas com dificuldades de aprendizagem e/ou autismo. Existe atualmente uma campanha com o acrônimo STOMP que significa "Parar a supermedicação de pessoas com dificuldades de aprendizagem". O STOMP foi lançado em 2016 por NHS England, Colégio Real de Enfermagem, Royal College of GPs, Royal Pharmaceutical Society e Sociedade Britânica de Psicologia. Essas organizações se comprometeram a trabalhar juntas para impedir a supermedicação de pessoas com deficiência de aprendizado, autismo ou ambos. Informações sobre a campanha STOMP podem ser encontradas no *site* do NHS England.[1]

A campanha é um compromisso com a redução do uso de medicamentos prescritos com o objetivo de controlar o comportamento desafiador e reconhece a priorização de intervenções psicológicas e outras. Isso pode ter chegado um pouco tarde demais para alguns indivíduos, mas esperamos que tenha algum efeito positivo no pensamento atual e futuro dos profissionais médicos em relação ao uso de medicamentos psiquiátricos para pessoas com dificuldades de aprendizagem e/ou autismo.

Um dos requisitos mais importantes do uso de medicamentos psiquiátricos poderosos que afetam os processos cerebrais é que a pessoa que toma a medicação deve relatar efeitos colaterais graves *imediatamente*. Estas são geralmente experiências subjetivas que não seriam aparentes externamente para os outros e incluem efeitos como sentimentos de aumento da ansiedade, agitação, pânico, nervosismo, tontura, inquietação e dores de cabeça.

---

1 www.england.nhs.uk/learning-disabilities/improving-health/stomp.

Autismo: catatonia, *shutdown* e *breakdown*

A maioria das pessoas autistas (incluindo aquelas com catatonia e *breakdown*) não é capaz de relatar esses efeitos, por vários motivos, descritos a seguir.

- A maioria das pessoas autistas, mesmo aquelas que têm capacidade verbal, tem dificuldade em expressar emoções e sentimentos internos como ansiedade, agitação e outros.

- Muitos indivíduos autistas são não-verbais, portanto, não têm capacidade verbal para entender ou relatar quaisquer efeitos colaterais, mesmo experimentados de forma grave e não sejam toleráveis.

- Uma das características mais comuns da catatonia e do *breakdown* relacionado é a redução da fala e da capacidade de comunicação. Assim, mesmo os indivíduos de alto funcionamento, que podem ter sido verbais e comunicativos antes do *breakdown,* não têm capacidade de relatar quaisquer efeitos colaterais dos medicamentos administrados a eles durante esse estado emocional.

Indivíduos autistas que não são capazes de comunicar efeitos colaterais e sentimentos de aumento de ansiedade, agitação, pânico, distorções sensoriais, dores de cabeça e assim por diante provavelmente mostrarão aumento de distúrbios comportamentais ou mentais ou até mesmo exacerbação de seu *breakdown*. Infelizmente, costumam-se usar doses mais altas da medicação ou medicamentos adicionais para tentar "tratar" o aumento da agitação e de explosões ou o aumento dos sintomas de catatonia. Isso muitas vezes se torna um ciclo vicioso. Em algumas pessoas que desenvolveram catatonia e *breakdown* relacionado, o quadro clínico tornou-se tão complicado que ficou difícil separar os elementos da catatonia farmacologicamente induzida dos outros aspectos. Além disso, pode haver efeitos de abstinência significativos quando a medicação está sendo retirada, o que sustenta o ciclo vicioso, pois os sintomas de abstinência são frequentemente considerados uma razão para continuar ou aumentar os medicamentos!

O Grupo Parlamentar Suprapartidário para Dependência de Medicamentos Prescritos publicou recentemente uma análise dessa situação.

A revisão concluiu que a retirada de antidepressivos geralmente causa sintomas graves e debilitantes que podem durar semanas, meses ou mais (DAVIES e READ, 2018). Na minha experiência, muitos profissionais médicos tendem a desconsiderar os possíveis efeitos da abstinência de medicamentos psiquiátricos em indivíduos autistas. As famílias têm muita dificuldade em obter apoio e aconselhamento profissional quando suspeitam que a deterioração dos sintomas em seu filho ou filha se deve aos efeitos da abstinência do medicamento.

Histórias individuais para ilustrar possíveis causas

Alice

A história de Alice ilustra os efeitos prejudiciais de viver em um ambiente barulhento, agitado e caótico, que é uma causa comum de *breakdown* em pessoas autistas com várias sensibilidades sensoriais.

Alice havia mostrado características leves de catatonia por alguns anos, mas não afetava seu funcionamento ou qualidade de vida. No entanto, ela teve um *breakdown* relacionado à catatonia aos 30 anos, o que levou a problemas com a marcha, "ficar travada" e episódios de congelamento que duravam horas. Essa deterioração afetou sua qualidade de vida, pois não podia mais frequentar o centro de tratamento diurno e, muitas vezes, ficava confinada em casa por não conseguir andar e sair ao ar livre.

A avaliação psicoecológica detalhada indicou que a deterioração e o *breakdown* relacionado à catatonia de Alice se deviam ao "estresse autista", a sofrimento psicológico e possível trauma causado por estar em um ambiente com o qual ela não conseguia lidar. Ela morava em um centro de tratamento residencial que deveria ser especializado em autismo, mas infelizmente o ambiente e a configuração não eram amigáveis ao autismo para alguém com suas necessidades. O ambiente era barulhento, caótico e desestruturado.

Nesse local, a televisão ficava ligada em volume alto durante todo o dia, às vezes com o rádio ligado ao mesmo tempo. Alice também

Autismo: catatonia, *shutdown* e *breakdown*

testemunhou um comportamento desafiador severo em outro morador e foi vítima de explosões agressivas dele. Ela se tornou ansiosa, com medo e traumatizada. Suas dificuldades podem ser entendidas como um *breakdown* na forma de catatonia por estar em situações e ambientes que lhe causavam angústia, medo e trauma. Ela não foi capaz de expressar sua angústia e medo durante o período em que viveu nesse ambiente agitado, barulhento e inseguro.

Zara

A história de Zara ilustra os efeitos negativos combinados de fatores ecológicos, medicação psiquiátrica e falta de diagnóstico precoce de *breakdown* e catatonia.

Zara era uma garota autista sensível, que tinha ansiedade e sobrecarga emocional facilmente, desde a infância. As atividades ao ar livre, como caminhar, nadar e pular do trampolim eram seus momentos mais felizes. Ela adorava a sensação do ar no rosto, a natureza, os animais e o ambiente espaçoso. Zara teve um *breakdown* comportamental aos 9 anos e começou a ter explosões de raiva e a se envolver em comportamentos autolesivos, por isso foi tratada com medicação antipsicótica. O comportamento autolesivo diminuiu, mas Zara começou a mostrar sinais precoces de catatonia que não foram reconhecidos como tais. Infelizmente, um medicamento antidepressivo foi adicionado. Sua deterioração continuou e ela desenvolveu uma série de dificuldades e anormalidades de movimento relacionadas à catatonia autista, com crescentes períodos de *shutdown*. Zara também desenvolveu dificuldades de deglutição e mastigação, perdeu a alegria de viver e emagreceu bastante.

Em seu caso, o *breakdown* inicial do comportamento estava relacionado ao fato de estar em um programa de Análise Comportamental Aplicada (ABA), que exigia sua permanência em uma pequena sala por várias horas, com suporte individual intensivo. Esse tipo de cenário causa pesadelo e é angustiante para alguém como Zara, dadas suas preferências e sensibilidades. Ela não conseguia comunicar sua angústia e frustração, portanto, teve um *breakdown* comportamental. A medicação antipsicótica usada para tratar o comportamento desafiador parece ter desencadeado a catatonia e o *breakdown* relacionado, que piorou gradualmente à medida que mais medicamentos foram adicionados durante sua permanência no programa intensivo.

Ricky

A história de Ricky exemplifica a ocorrência de catatonia e *breakdown* em jovens adultos quando concluem a escola. Isso parece estar relacionado à perda de estrutura, falta de rotina e estímulo, bem como a não ter um programa de educação superior ou ocupação adequados ao seu nível de inteligência e habilidade. Aparentemente sem estrutura e rotina, além de não ter um programa externo de atividades para seguir, esses indivíduos que geralmente estão no subgrupo "passivo" não têm automotivação para se ocupar nem estruturar seu tempo e desenvolver rotinas construtivas. Gradualmente, seu comportamento e funcionamento se deterioram e eles desenvolvem um *breakdown* geral ou relacionado à catatonia.

Ricky era um jovem com autismo de alto funcionamento, com excelente desempenho no Ensino Médio em uma escola regular. Era totalmente independente e gostava de usar transporte público para ir aonde desejasse. Depois de deixar a escola, ele tentou frequentar cursos em uma instituição de ensino superior, mas não gostou e gradualmente desistiu, ficando em casa sem nenhuma ocupação construtiva.

Ao longo de dois anos, seu funcionamento deteriorou-se, ele desenvolveu vários comportamentos ritualísticos e perdeu o interesse em atividades e passeios que anteriormente lhe davam prazer. Ele foi tratado com medicação antidepressiva e antipsicótica, sem efeitos visíveis. Ricky continuou a se deteriorar e desenvolveu catatonia, junto com um *breakdown* mais geral.

Lou

A história de Lou é típica de alguns jovens que estão na escola regular sem diagnóstico de autismo. A angústia, o trauma e a ansiedade gerados

Autismo: catatonia, *shutdown* e *breakdown*

pelo enfrentamento em um ambiente não especializado, junto com as demandas sociais, casos de *bullying* e incapacidade de expressar suas dificuldades levam ao desligamento e ao *breakdown* relacionado à catatonia. Em muitos desses indivíduos, o diagnóstico de autismo é feito após o *breakdown*.

Lou é uma garota altamente inteligente (na faixa de superdotados), diagnosticada com transtorno do espectro autista aos 11 anos de idade, após desenvolver níveis crescentes de ansiedade e retraimento social na escola. Infelizmente, suas dificuldades não foram reconhecidas como catatonia autista, e continuaram até ela sofrer um *breakdown* completo e começar a faltar às aulas. Os fatores causais relacionam-se às suas características e sensibilidade subjacentes ao autismo e ao aumento das demandas na escola secundária. Sua sensibilidade aos aspectos sensoriais e sociais do ambiente era extrema e incluíam ruídos, luzes, transições, ambientes novos, lugares movimentados, estímulos excessivos e demandas sociais.

Lou havia sofrido trauma ligado a *bullying* no passado e também passava por muitas demandas na escola nos momentos em que sua tolerância era baixa e não conseguia funcionar ou lidar bem com as situações. O golpe final veio no começo do Ensino Médio em outra escola. A transição e as exigências externas como regras, novas rotinas e ambientes, bem como trocas de salas de aula e mudança de professores, diminuíram ainda mais sua tolerância e ela desenvolveu maior sensibilidade a todos os aspectos sensoriais. A escola não entendeu suas dificuldades e nenhum ajuste foi feito para acomodá-las. Esperava-se que ela estivesse nos ambientes e situações em que não conseguia sair-se bem.

Lou começou a retrair-se em relação a ambientes, demandas e interações e desenvolveu períodos crescentes de *shutdown*, catatonia e *breakdown* geral. Essas dificuldades mostravam-se na forma de "travar", tornar-se muda e ser incapaz de se mover ou realizar qualquer atividade voluntária, "trancando-se em si mesma". Ela conseguia comunicar-se e funcionar bem apenas por curtos períodos e depois sentia exaustão e esgotamento pelo estímulo e esforço envolvidos. Nesse ponto, ela precisava desligar-

-se ou apenas se envolver em comportamentos motores estereotipados, como andar de um lado para outro, pular, balançar, bater os braços, batucar com os dedos e gesticular repetidamente. Lou tornou-se incapaz de frequentar a escola e, gradualmente, os períodos em que conseguia funcionar bem tornaram-se cada vez mais curtos. Ela também desenvolveu uma marcha estranha e uma fratura por estresse no pé, devido aos passos incessantes para lá e para cá e aos pulos que dava ao fazer isso.

Jayden

A história de Jayden é típica de jovens autistas incapazes de lidar com as demandas sociais e a independência em universidade convencional.

A deterioração de seu funcionamento e o início da sua catatonia começaram depois que ele deixou a escola regular e começou a frequentar uma faculdade de Ciências. Jayden pode ter sido capaz de lidar com as demandas acadêmicas do curso, mas em vista de seu tipo de autismo, encontrou muita dificuldade em lidar com as demandas sociais e o nível de independência exigido sem a estrutura e o apoio que tinha na escola. Sua incapacidade de lidar com as demandas, de se comunicar e pedir ajuda e apoio levaram à regressão do autismo e a um *breakdown* na forma de catatonia.

Ruby

A história de Ruby é um exemplo de caso em que as dificuldades em lidar com relacionamentos e experiências de exploração e abuso levaram à ansiedade contínua e à catatonia intermitente/episódica.

Fui contatada por várias mulheres com autismo de alto funcionamento que têm graus variados de dificuldades de congelamento tipo catatonia. A maioria delas tem vivenciado dificuldades nas relações sociais. Muitas foram exploradas em relacionamentos e situações sociais e sofreram vários tipos de *bullying*, abuso e rejeição. Às vezes, a pressão de estar em um relacionamento romântico e lidar com intimidade provoca ansiedade e estresse. Em alguns casos, o trauma causa transtorno de ansiedade generalizada e a dificuldades de *breakdown* relacionado à catatonia em alguns dias. No entanto, em outros dias, essas mulheres funcionam em um nível muito alto.

Ruby era uma mulher de vinte e poucos anos com um diagnóstico tardio de autismo de alto funcionamento. Ela morava sozinha, frequentava a faculdade e se saía muito bem academicamente, contribuindo também para a instituição de ensino por ser muito ativa em diversos comitês. Ruby tinha episódios de catatonia desde que estava na escola, mas não os reconhecia como tais e apenas os suportava. Na idade adulta, após vivenciar exploração e abuso em vários relacionamentos, desenvolveu ansiedade generalizada, além de aumento da gravidade e frequência dos episódios de catatonia.

Em alguns dias, Ruby tinha sérias dificuldades em iniciar movimentos, ações e fala; em outros episódios, ela ficava "congelada" de tal forma que era incapaz de se mover, falar ou concluir ações motoras. Esses episódios assustavam-na muito, além de colocá-la em risco considerável quando estava sozinha e incapaz de se mover. Em alguns dias, ela não conseguia sair da cama, portanto, ficava sem comer, beber e ir à faculdade. Em outros dias, ela conseguia se levantar depois de algum tempo e chegava à faculdade, mas muitas vezes se atrasava.

Nina

As manifestações de catatonia, *shutdown* e *breakdown* de Nina foram descritas no Capítulo 3. Uma avaliação detalhada analisando informações retrospectivas, o autismo e a vulnerabilidade subjacentes de Nina, além de fatores psicoecológicos, indicou um possível efeito cumulativo de vários contribuintes potenciais, descritos a seguir.

- Alterações hormonais devido ao início da puberdade.

- Mudança para o Ensino Médio em outra escola, o que lhe trazia demandas diferentes.

- Mudanças adicionais de funcionários e professores na escola.

- Mudanças nas visitas regulares de Nina e no relacionamento com o avô por causa da doença dele.

- Aumento do tempo fora da escola, resultando em menos estrutura, atividade e estimulação.

- Aumento do risco de catatonia, pois Nina estava no subgrupo "passivo" do autismo.

- Efeitos colaterais da medicação antipsicótica. A experimentação por tentativa e erro com medicação psiquiátrica poderosa não ajudou, piorou a catatonia de Nina.

Esse exemplo de caso ilustra possíveis efeitos cumulativos de vários fatores potenciais que levam ao agravamento gradual da catatonia, especialmente sem diagnóstico precoce e intervenção psicoecológica adequada para interromper a espiral descendente de fatores cumulativos.

Capítulo 6

Abordagens de intervenção e manejo

VISÃO GERAL

Como discutido ao longo deste livro, a catatonia em pessoas autistas é uma condição heterogênea complexa, com muitos tipos de manifestações. Há uma ampla gama de gravidade ao longo de várias dimensões, além de grande variação individual em termos de manifestação sintomática, causas e necessidades. O tratamento e o manejo dessas condições precisam estar fundamentados em métodos multidimensionais, que envolvam uma gama de abordagens e de profissionais, dependendo das necessidades individuais. Embora historicamente a avaliação e o tratamento da catatonia tenham seguido um modelo psiquiátrico e médico, descobrimos que a abordagem holística psicológica não médica é essencial para entendimento, avaliação e tratamento da catatonia relacionada ao autismo. Portanto, recomendamos uma abordagem psicológica e psicoecológica (SHAH e WING, 2006). Tal abordagem pode incorporar o tratamento médico/psiquiátrico (de curto prazo) se necessário, e outras terapias e estratégias multidisciplinares relevantes.

Visão geral de diferentes intervenções

DeJong, Bunton e Hare (2014) fizeram uma revisão sistemática de intervenções usadas para tratar sintomas catatônicos em pessoas com TEA. Eles identificaram as seguintes abordagens relatadas na literatura.

- Terapia eletroconvulsiva (ECT): a revisão identificou onze artigos relevantes com doze casos relatados.

Abordagens de intervenção e manejo

- Tratamentos farmacológicos com medicamentos psiquiátricos: o estudo identificou sete artigos, com um total de dez casos relatados.

- Intervenções comportamentais (psicológicas) que incluíam nossa abordagem psicológica holística Shah e Wing (SHAH e WING, 2006) e um estudo de caso de uma intervenção comportamental direcionada específica (HARE e MALONE, 2004).

- Tratamento sensorial, que incluía terapia de embrulho (*packing*), consistindo em envolver os pacientes em lençóis úmidos, convidando-os a expressar seus sentimentos e sensações para promover a integração sensorial. O estudo identificou dois artigos envolvendo três casos (COHEN *et al.* 2009; CONSOLI *et al.* 2010).

Suas conclusões gerais foram que a qualidade da literatura em relação às intervenções era ruim, com limitações na descrição do tratamento e na medição dos resultados. A maioria dos artigos dizia respeito ao tratamento médico com ECT e/ou medicamentos psiquiátricos.

Intervenções médicas

Há uma literatura muito limitada de relatos de casos individuais e pequenas séries de casos descrevendo os efeitos dos tratamentos médicos da catatonia em indivíduos autistas. Eles relatam uma gama de medicamentos psiquiátricos, doses e efeitos. A maioria dos relatos refere-se a manifestações graves e agudas de catatonia em indivíduos com TEA e foram documentados e revisados no artigo de DeJong *et al.* Conforme apontado pelos autores, os resultados devem ser interpretados com cautela, por vários motivos. Havia forte probabilidade de viés de relato, pois muitos artigos mencionavam intervenções médicas anteriormente ineficazes. Geralmente, o tratamento era apenas parcialmente eficaz, com flutuações contínuas nos sintomas e episódios periódicos de catatonia. Isso não é surpreendente, dada a flutuação normal da catatonia e a ocorrência de catatonia episódica, conforme discutido no Capítulo 2.

Como apontado por Fink *et al.* (2006) e Zaw (2006), há enorme variação individual na resposta aos tratamentos médicos em pessoas autistas que desenvolvem catatonia. Atualmente, os benzodiazepínicos são os medicamentos mais utilizados para o tratamento da catatonia grave (DHOSSCHE *et al.*, 2006b; KAKOOZA-MWESIGE, WACHTEL e DHOSSCHE, 2008; MAZZONE *et al.*, 2014).

Profissionais que usam medicamentos para tratar os sintomas de catatonia no autismo devem fazê-lo com extrema cautela e estar atentos à possibilidade de efeitos colaterais da medicação, que podem desencadear sintomas de catatonia ou piorá-los. Isso foi discutido em detalhes no Capítulo 5. Medicamentos cuidadosamente adaptados e monitorados podem ser úteis como tratamento de emergência para catatonia aguda grave ou como teste de tratamento de curto prazo, em casos selecionados. Antes, durante e após o tratamento médico, é importante continuar utilizando a abordagem psicoecológica e as estratégias de apoio aos indivíduos e suas famílias, conforme descrito a seguir. A importância do uso de medicamentos para intervenção de curto prazo e do uso de estratégias psicológicas e psicoecológicas de longo prazo é reconhecida por médicos envolvidos no tratamento de apresentações complexas de catatonia crônica em pessoas autistas (DHOSSCHE *et al.*, 2006b; MAZZONE *et al.*, 2014).

Terapia eletroconvulsiva (ECT)

Em casos agudos e/ou graves, vários psiquiatras têm defendido o uso de ECT (sozinha ou em combinação com medicação psiquiátrica), que foi descrita em relatos de casos como tendo efeitos dramáticos (GHAZIUDDIN *et al.*, 2010; WACHTEL, HERMIDA e DHOSSCHE, 2010). Em sua revisão de relatos de casos de ECT, DeJong *et al.* (2014) concluíram que "apesar das considerações de vários autores sobre a segurança e eficácia da ECT nesta população, as evidências subjacentes a essas afirmações é fraca" (p. 2.131). Eles também observaram que "a maioria dos estudos não fez referência aos efeitos adversos do tratamento. Isso é surpreendente, dada a extensa literatura sobre os efeitos colaterais relatados da ECT" (p. 2.130).

O uso da ECT em psiquiatria tem sido e continua sendo extremamente controverso por causa do risco conhecido de efeitos colaterais à memória e ao funcionamento cognitivo, além de outros riscos associados. Zaw (2006) forneceu um excelente resumo das preocupações em relação ao uso da ECT como tratamento para catatonia em jovens com autismo. Como apontado por Zaw (2006) e Fink *et al.* (2006), embora a ECT possa ser útil como tratamento de curto prazo, ela não pode ser repetida com frequência ou ser usada como tratamento de longo prazo.

Em vista dessas dificuldades, qualquer profissional que considere usar ECT em uma pessoa com catatonia relacionada ao autismo precisa ser extremamente cauteloso e atentar para os riscos e efeitos adversos.

Intervenções não médicas

Não há estudo sistemático baseado em pesquisa de intervenção não médica para catatonia em indivíduos autistas. DeJong *et al.* (2014, p. 2.133) revisaram os poucos relatos de casos disponíveis e concluíram o seguinte:

Tendo em vista os dados limitados disponíveis nesta área e a falta de evidências de alta qualidade, nenhuma conclusão clara pode ser tirada sobre a eficácia das intervenções comportamentais e sensoriais. Os pacientes que receberam a terapia de embrulho parecem obter algum benefício no curto prazo, mas a presença de várias intervenções causadoras de confusão (medicação, ambiente de enfermaria etc.) impede qualquer conclusão clara sobre a eficácia dessa abordagem. As intervenções comportamentais pareceram proporcionar algum benefício, embora os sintomas tenham se resolvido apenas parcialmente em todos os casos. O número de casos descritos também é extremamente pequeno. A literatura inclui intervenções específicas e direcionadas (HARE e MALONE, 2004) e intervenções de apoio mais gerais (SHAH e WING, 2006). Essas intervenções incluem vários componentes e ainda não está claro quais são necessários para produzir mudanças. Outros estudos de avaliação, incluindo protocolos de tratamento claros e medidas objetivas de resultados, seriam uma adição valiosa à base de evidências na área.

Autismo: catatonia, *shutdown* e *breakdown*

A abordagem psicoecológica

Desenvolvemos uma abordagem holística psicológica não médica que provou ser extremamente útil para entender, avaliar e tratar a catatonia e o *breakdown* no autismo (SHAH e WING, 2006). DeJong *et al.* (2014) se referiram a ela como uma abordagem geral de apoio, em sua revisão. Ela também tem sido chamada de "abordagem de Shah e Wing" (DOSSCHE *et al.*, 2006). Estendi ainda mais essa abordagem com base em ampla experiência clínica e *insights* e agora eu a chamo de **abordagem psicoecológica**. Isso se baseia na minha firme convicção de que a compreensão, o tratamento e a prevenção das manifestações de catatonia no contexto do autismo devem ser movidos do modelo médico-psiquiátrico histórico para a arena psicológica.

Vale a pena considerar brevemente as diferenças essenciais entre uma abordagem psiquiátrica-médica e uma psicológica, nesse contexto. As abordagens psiquiátricas baseiam-se em encontrar a categoria diagnóstica mais apropriada à qual os sintomas do indivíduo podem ser atribuídos e, em seguida, encontrar um tratamento médico que se encaixe na categoria. Esta é essencialmente uma abordagem categórica que não se preocupa com o perfil detalhado ou a natureza dos sintomas e/ou dificuldades do indivíduo, ou as causas e diferenças individuais. As abordagens psicológicas são dimensionais, em vez de categóricas, e estão preocupadas com perfis individuais para entender os sintomas e as dificuldades da pessoa. Avaliações detalhadas, perfis individuais e formulações sobre a natureza subjacente das dificuldades e possíveis causas, bem como tratamento e gestão individualizados, são a pedra angular da abordagem psicológica. Os psicólogos recorrem a um grande conjunto de teorias psicológicas para guiar suas formulações e estão preocupados com as interações entre as deficiências biológicas e psicológicas subjacentes e os fatores sociais e ecológicos. Isso é exatamente o que é necessário para indivíduos autistas com catatonia, *shutdown* e *breakdown* relacionados. Os fatores ecológicos referem-se a todos os aspectos do "ambiente" com os quais o indivíduo deve lidar: ambiente físico e sensorial, ambientes educacionais e ocupacionais (por exemplo, convencional/especial), programa e estilo

Abordagens de intervenção e manejo

de vida, a esfera social (como relacionamentos, pressão dos pares, demandas e mídias sociais), cultura e meio.

A abordagem psicoecológica descrita neste livro evoluiu no decorrer da experiência clínica e de pesquisa da autora com o autismo, abrangendo quatro décadas. Está fundamentada na compreensão psicológica do autismo de um indivíduo e no significado de fatores ecológicos relevantes que levam à angústia, ao estresse, à ansiedade e ao não enfrentamento. A experiência clínica e as discussões com os autistas, seus familiares, cuidadores, professores e profissionais locais envolvidos no apoio têm sido fundamentais para o desenvolvimento desta abordagem.

Não se trata de um tratamento psicológico específico, mas sim de uma abordagem multidimensional e holística com base num quadro psicológico de avaliação da apresentação específica de dificuldades do indivíduo e da formulação de um plano individual de intervenção, gestão e apoio em vários níveis. As dificuldades do indivíduo devem ser avaliadas e compreendidas no contexto de seu autismo, suas necessidades subjacentes e sua manifestação individual da catatonia. Esse modelo aborda a identificação de estratégias de gestão e apoio individual relevantes que variam para os indivíduos e suas famílias, cuidadores e profissionais locais. As causas subjacentes para o *breakdown* de cada indivíduo na forma de catatonia são complexas e diferentes, e precisam ser identificadas pela compreensão do perfil de autismo e das necessidades do indivíduo. A abordagem psicoecológica é descrita em detalhes no próximo capítulo.

Capítulo 7

A abordagem psicoecológica

Este capítulo discute em detalhes os componentes da abordagem psicoecológica e o Modelo de Implementação em Quatro Etapas de Shah.

Principais componentes da abordagem psicoecológica

I.   Avaliação e formulação psicológica e ecológica.

II.   Identificação de estresse individual, ansiedade e não enfrentamento.

III.   Aumento da conscientização para evitar erros de diagnóstico.

IV.   Psicoeducação e treinamento.

V.   Revisão e retirada de medicação psiquiátrica "culpada".

VI.   Identificação precoce.

VII.   Aumento da estrutura, rotina e consistência.

VIII.   Implementação de estratégias imediatas de apoio.

IX.   Terapia de atividade e estimulação.

X.   Redução da tomada de decisão.

XI.   Gerenciamento de problemas específicos.

XII.   Intervenções psicológicas e apoio para indivíduos autistas de alto funcionamento.

I. Avaliação e formulação psicológica e ecológica

O componente mais importante da abordagem psicoecológica é realizar uma avaliação psicológica e ecológica detalhada com base em métodos dimensionais, o que discutiremos a seguir.

1. Perfil de catatonia, *shutdown* e *breakdown*

Use a Avaliação da Catatonia do Autismo (ACE-S) do Apêndice 1 e a complemente com informações adicionais para construir o perfil de um indivíduo considerando os seguintes aspectos:

- manifestação dos diferentes aspectos da catatonia, *shutdown* e *breakdown*;
- flutuações e variações;
- dificuldades secundárias;
- efeitos no funcionamento e na qualidade de vida;
- deterioração do funcionamento;
- estratégias eficazes;
- quantidade de ajuda e/ou apoio que a pessoa precisa e pode tolerar;
- atividades e interesses passados e presentes.

2. Perfil do autismo e vulnerabilidade do indivíduo

É uma avaliação abrangente e detalhada com base em informações coletadas de várias fontes e métodos. Inclui observações e avaliação psicométrica, entrevistas com pais, responsáveis e professores usando métodos semiestruturados, leitura de relatórios relevantes passados e atuais e visualização de clipes de vídeos (se aplicável). A avaliação tem de ser adaptada a cada indivíduo e à sua situação. A lista a seguir é um guia para os tipos de informações úteis na compilação de um perfil psicológico do indivíduo no contexto de catatonia, *shutdown* e *breakdown*.

Autismo: catatonia, *shutdown* e *breakdown*

- História de desenvolvimento relevante com ênfase em regressão precoce, sensibilidade e características sobrepostas de autismo e catatonia, mudança ao longo do tempo.

- Padrão de interação e prejuízo social com ênfase na evidência de passividade, sociabilidade, relacionamento e tolerância às demandas sociais.

- Capacidade de comunicação e perfil com ênfase em métodos e/ou dispositivos especiais para melhorar a comunicação do indivíduo.

- Padrão de comportamentos estereotipados e repetitivos.

- Gostos e aversões sensoriais.

- Flutuações de humor, emoções e níveis de excitação.

- Estilo perceptivo/cognitivo.

- Gostos, aversões e fatores motivadores.

- Padrões de comportamento passados e presentes.

- Formas passadas de expressar frustração, raiva e emoções negativas.

- Nível mais alto de independência alcançado em habilidades de autocuidado e funcionamento na comunidade.

- Pontos fortes, interesses gerais e especiais e atividades apreciadas.

A avaliação psicométrica é útil para informações quantitativas sobre o funcionamento, perfil cognitivo e observações qualitativas como atenção, concentração, foco e engajamento. É importante usar testes não verbais, se a pessoa não consegue falar de maneira geral ou por causa da catatonia.

3. Fatores ecológicos e ambientais

Os fatores ecológicos referem-se a todos os aspectos do "ambiente" e do "meio" com os quais o indivíduo tem de lidar. Incluem ambiente físico e sensorial, ambientes educacionais e ocupacionais (por exemplo, convencional/especial), programa e estilo de vida, fatores sociais como relacionamentos, grupo de pares, demandas e efeitos das mídias sociais.

Uma avaliação do ambiente social e dos aspectos físicos de onde a pessoa vive, do "programa" pessoal e ocupação diária é importante para combinar a adequação e as demandas ao padrão de autismo da pessoa e suas necessidades. Redes sociais, grupos de pares e fatores de mídia social também precisam ser considerados em relação às demandas que se faz ao indivíduo.

Conforme discutido no Capítulo 5, as causas de estresse, angústia e falta de enfrentamento que levam à catatonia, ao *shutdown* e ao *breakdown* são frequentemente aspectos externos relacionados aos fatores ecológicos. Isso só pode ser resolvido entendendo-se o autismo e as necessidades da pessoa e observando-se a incompatibilidade entre suas necessidades e os fatores ambientais (do meio).

AVALIAÇÃO DE FATORES ECOLÓGICOS E DO MEIO

Essa avaliação é individualizada e estruturada. As considerações a seguir não são abrangentes, mas podem ser úteis como sugestões para o tipo de fatores ambientais e do meio que podem ser importantes em termos de consideração e atenção.

- A pessoa tem uma ocupação, ou está em casa sem afazeres estruturados diários? Muitos autistas desenvolveram *breakdown* relacionado à catatonia após deixarem a escola, quando ficaram em casa sem nenhuma ocupação estruturada, sem rotina nem atividades externas organizadas.

- A ocupação é específica para o autismo? Os sistemas são favoráveis e com um ambiente amigável ao autismo? É importante não fazer suposições de que o programa e o serviço são adequados para o indivíduo autista apenas porque supostamente é específico para pessoas autistas.

- O nível de estrutura, rotina, consistência e previsibilidade é adequado às necessidades do indivíduo?

- O programa é adequado ao seu nível de autismo e capacidade (tendo em mente que indivíduos autistas podem ter um perfil desigual de capacidade cognitiva)? O nível de estimulação e demanda é alto ou baixo?

- Existem fatores considerados excessivamente desgastantes, assustadores ou provocadores de estresse e ansiedade como barulho, caos, muita coisa acontecendo, tamanho do grupo, tipo de grupo de pares?

- Considere a possibilidade de experiências sociais negativas, como não se sentir à altura, não lidar com situações, *bullying*, violência e exploração. Familiares e amigos de autistas devem estar atentos, pois é improvável que o autista seja capaz de comunicar essas experiências ou sair da situação até que seja tarde demais. É importante entender e aplicar a seção anterior sobre identificação precoce e detecção de sinais iniciais de dificuldades e não enfrentamento.

- A relação cliente–pessoal é adequada às necessidades da pessoa? Muitas pessoas que desenvolveram *breakdown* relacionado à catatonia precisaram inicialmente de suporte individual e, em seguida, de uma abordagem em pequenos grupos com grande quantidade de funcionários.

- Se o indivíduo está na escola, faculdade ou universidade, é importante avaliar as demandas específicas que o sobrecarregam no momento.

- O indivíduo está tentando lidar com ambientes além de sua capacidade, por exemplo, participando de algo em ambientes convencionais sem apoio e se sentindo sobrecarregado? Muitas pessoas autistas tiveram *breakdown* nessas circunstâncias, por exemplo: ao frequentar cursos na faculdade regular após deixarem a escola, ir à universidade sem apoio para necessidades especiais ou tentar lidar com um emprego sem ajustes ou apoio especial.

Aplicação da abordagem psicoecológica

- Considere a diminuição do limiar de tolerância ao estresse em determinados momentos e aumente o apoio para reduzir o impacto de fatores ecológicos, por exemplo: puberdade, transições, mudanças na composição familiar, luto e mudança de casa.

4. Interpretação e formulação

O aspecto mais importante da avaliação psicológica é a interpretação e análise das informações para fazer uma formulação individual detalhada. É essa análise que pode confirmar o diagnóstico e descrever as manifestações e os padrões individuais de dificuldades relacionadas à catatonia, ao *shutdown* e *breakdown*. A interação entre as necessidades causadas pelo autismo e os fatores ecológicos deve ser analisada para sugerir possíveis causas e para a criação de um plano individual de manejo usando os princípios e estratégias da abordagem psicoecológica descritos anteriormente. A formulação fundamentada em informações prestadas pelo indivíduo e as recomendações detalhadas para um plano holístico e multidimensional de intervenção, gestão e apoio são os aspectos mais cruciais. Esse é um processo qualitativo e criativo, que requer conhecimento clínico e experiência em autismo, além de certa dose de intuição clínica.

II. Identificação de estresse, ansiedade e falta de enfrentamento

Um aspecto importante da abordagem psicoecológica no tratamento da catatonia relacionada ao autismo e na manutenção do progresso e prevenção da recaída é identificar possíveis estressores contínuos que afetam a pessoa autista.

Esse aspecto foi abordado em detalhes no Capítulo 5, e os protocolos e orientações para avaliação são descritos em detalhes na seção anterior sobre avaliação e formulação psicológica e ecológica.

Os exemplos de casos no Capítulo 8 sobre a aplicação da abordagem psicoecológica ilustram como esse componente funciona na prática.

III. Aumento da conscientização para evitar erros de diagnóstico

Uma das principais dificuldades com o *breakdown* relacionado à catatonia em pessoas autistas é que muitas vezes ele é ignorado, diagnosticado incorretamente ou é conceitualmente inadequado.

Um dos componentes essenciais dessa abordagem tem sido aumentar a conscientização sobre o *breakdown* relacionado à catatonia em pessoas autistas. Isso é crucial para permitir que cuidadores e profissionais conceituem-no como dificuldades relacionadas à catatonia o mais cedo possível e evitem diagnosticá-lo erroneamente. É essencial para evitar erros de manejo que podem agravar as dificuldades e levar a manifestações mais graves.

Infelizmente, muitas vezes cuidadores e profissionais bem-intencionados começam a fazer exatamente o oposto do que a pessoa precisa quando ocorre um início de *breakdown* relacionado à catatonia. Leia a seguir as situações mais comuns.

- Com relação à medicação, em vez de retirar a possível medicação "culpada", muitas vezes é prescrita medicação adicional para "ajudar" a pessoa como resultado de um diagnóstico errado ou de uma abordagem de tentativa e erro.

- Há oferta de menos apoio, em vez de mais, pois a equipe deseja que a pessoa permaneça independente e acredita que pode ocorrer regressão do funcionamento, se mantiver o apoio.

- Por exemplo, mesmo que a pessoa tenha dificuldade em comer e esteja demorando horas para terminar uma refeição, ela não recebe ajuda.

- A pessoa sente-se pressionada por não acreditar que suas manifestações sejam reais, por não ver suas dificuldades validadas ou por enfrentar acusações de ser preguiçosa, manipuladora ou voluntariosa.

- A pessoa começa a ser excluída das atividades que antes apreciava e que são fundamentais para que siga em frente.

Aplicação da abordagem psicoecológica

- Muitas vezes, toma-se a decisão de impedir a pessoa de participar de atividades, de comparecer ao centro de tratamento diurno e assim por diante, em vez de oferecer apoio e estratégias para permitir a continuidade nesses locais. Isso resulta em perda de estrutura, rotina e em inatividade, o que provavelmente exacerbará o *breakdown* em alguém com autismo. Às vezes, no entanto, pode ser necessário retirar a pessoa das atividades e do ambiente educacional/profissional/residencial para permitir que ela se recupere em um ambiente livre de estresse (por exemplo, em casa), aumente gradualmente sua atividade e faça a transição para um "ambiente" mais adequado.

IV. Psicoeducação e treinamento

A psicoeducação e o treinamento são úteis em vários níveis.

- Na promoção da consciência geral e compreensão dessa condição complexa.

- Possibilitam que cuidadores, profissionais e prestadores de serviços compreendam a natureza e as manifestações da condição em determinado indivíduo. Uma conceituação compartilhada comum é muito importante.

- Permitem que cuidadores e profissionais locais encontrem estratégias e soluções proativas. As técnicas psicológicas de reestruturação cognitiva são importantes para os cuidadores, pois levam a expectativas positivas e diferentes que podem afetar significativamente o manejo do indivíduo.

- Dão condições aos pais e outros responsáveis de implementar estratégias de gestão adequadas desde o início.

- Possibilitam que indivíduos de alto funcionamento reconheçam os sintomas e desenvolvam suas próprias estratégias de prevenção de episódios, enfrentamento e redução do impacto da catatonia.

Autismo: catatonia, *shutdown* e *breakdown*

V. Revisão e retirada de medicação psiquiátrica "culpada"

Esta é uma das estratégias de gerenciamento mais importantes para alguém que mostra sinais de desenvolvimento da catatonia relacionada ao autismo. Como discutido anteriormente, uma das causas pode ser os efeitos colaterais de alguns medicamentos psiquiátricos. Caso a pessoa tenha recebido prescrição de medicamento com possíveis efeitos colaterais motores e extrapiramidais, os profissionais envolvidos devem considerar imediatamente a retirada gradual do medicamento. Essa atitude pode aliviar os sintomas e reverter o *breakdown* relacionado à catatonia, se for detectado em um estágio inicial e também se a pessoa não estiver tomando a medicação por muito tempo ou, ainda, se não estiver em um complexo "coquetel" de medicamentos psiquiátricos .

Infelizmente, muitas vezes a retirada da medicação por si só não será suficiente, e terá de ocorrer em conjunto com outras estratégias de manejo descritas a seguir. Alguns indivíduos podem apresentar sintomas complexos de abstinência que precisarão de interpretação e gerenciamento cuidadosos, além de suporte adicional.

VI. Identificação precoce

Como dito antes, o início do *breakdown* relacionado à catatonia em pessoas autistas é gradual e geralmente começa de forma leve. Se for detectado no estágio inicial, pode ser revertido com intervenção e manejo adequados. Normalmente, os sinais descritos a seguir são os primeiros que devem alertar os cuidadores e profissionais de que algo não está funcionando para o indivíduo e levar à investigação de possíveis problemas. Ao mesmo tempo, é preciso fornecer suporte, conforme detalhado mais à frente.

- Lentidão, que pode se aplicar a movimentos, ações ou à fala.
- Apresentação de breves episódios de "congelamento" ou *shutdown*.
- Declínio no engajamento e interesse.

- Deterioração em algum aspecto do funcionamento ou de habilidades.

- Aumento da passividade.

- Retraimento cada vez maior e comunicação cada vez menor.

VII. Aumento da estrutura, rotina e consistência

É necessário verificar e garantir que os princípios básicos do bom manejo do autismo estejam sendo aplicados no nível necessário para que o indivíduo se sinta seguro, estável e calmo. Esses cuidados incluem estrutura em vários níveis, uma boa rotina, previsibilidade, consistência e sistemas de comunicação individual, se necessário. Muitas vezes é necessária uma estrutura ainda mais rígida, manutenção de rotina mais regular e aumento da previsibilidade para permitir que o autista com catatonia e *breakdown* relacionado se recupere. Com frequência, fornecer suporte individual com um pequeno grupo de pessoas consistentes pode proporcionar segurança, estabilidade, previsibilidade e consistência, e permitir que o indivíduo comece a se recuperar enquanto outras mudanças estão sendo planejadas e implementadas.

Infelizmente, os serviços educacionais, residenciais e hospitalares que deveriam ser especializados para indivíduos autistas nem sempre implementam esses princípios amigáveis ao autismo no nível necessário.

VIII. Implementação de estratégias imediatas de apoio

1. Apoio, assistência e ajuda

É de extrema importância que a pessoa receba apoio, assistência e toda ajuda necessária para concluir as atividades e manter sua rotina o máximo possível. Embora pareça óbvio, pais e funcionários geralmente não têm certeza de quanta ajuda dar a uma pessoa e quanto deixá-la por conta própria. Já me deparei com pais, cuidadores ou professores muito bem-intencionados que deixaram o indivíduo concluir sozinho atividades como comer, lavar-se e se vestir, mesmo que demorasse horas para terminar.

Eles, compreensivelmente, acham difícil fornecer ajuda e assistência a um indivíduo que foi independente anteriormente. Devo enfatizar extensivamente que é importante fornecer ajuda e apoio e manter a pessoa em atividade, realizando sua rotina de atividades ao longo do dia.

2. Lembretes, reorientação cognitiva (distração) e outras estratégias

Um dos aspectos intrigantes sobre a catatonia é o efeito positivo de um estímulo externo na ativação do movimento e da ação. Quando a pessoa está "travada" e incapaz de se mover ou completar uma ação, é devido a um sistema interno ligado ao início da ação. No entanto, muitas vezes, com um estímulo externo na forma de comando verbal ou físico, a pessoa com frequência consegue "destravar" e completar ações e movimentos e talvez até não precise de outro lembrete por longo tempo, a menos que trave novamente. Em casos mais graves, a pessoa pode precisar de alertas constantes para cada movimento e ação, especialmente em dias "ruins".

O princípio geral é fornecer tanto estímulo, ajuda ou assistência física quanto a pessoa precise para realizar movimentos e ações sem problemas.

As instruções verbais podem ser mínimas, como dizer o nome da pessoa, ou podem envolver instruções completas. As instruções verbais podem ser contraproducentes, pois muitas vezes a pessoa com autismo as considera intrusivas e as informações são excessivas para seu processamento. Instruções verbais para se mover ou realizar determinada ação também chamam muita atenção para o movimento necessário, o que às vezes pode exacerbar o "congelamento".

Estímulo ou ajuda física feitos casualmente, sem chamar a atenção para o "congelamento", geralmente funcionam muito melhor. Se uma pessoa "congela" enquanto caminha, é comum que um leve toque no ombro ou dar o braço à pessoa pode ser eficaz. Se o congelamento ocorrer durante uma atividade, um leve toque no cotovelo pode ser suficiente.

Ocasionalmente, uma foto ou cartão com imagem representando uma atividade no horário em que a pessoa deveria realizá-la pode funcionar melhor do que um aviso físico ou verbal. Para pessoas autistas que

Aplicação da abordagem psicoecológica

não utilizam um sistema de comunicação visual, um objeto de referência pode ser usado para induzi-las à próxima atividade.

Outras estratégias para que a pessoa supere o "congelamento" podem ser necessárias. Para alguém que se torna cada vez mais ansioso e, portanto, mais preso ao estímulo direto, é melhor tentar uma estratégia de reorientação cognitiva em vez de lembretes. Por exemplo, se a pessoa é verbal, pode ser eficaz continuar falando sobre coisas gerais, ou oferecer-lhe uma almofada para segurar ou algo para manter em mãos e manipular. Para algumas pessoas, música, objetos sensoriais, um som incomum, imagens ou fotos particulares foram úteis. Coisas diferentes e várias estratégias podem ser tentadas para encontrar uma que funcione em situações diversas para o indivíduo.

A mãe de um jovem autista que tinha episódios catatônicos flutuantes relatou:

> Quando teve catatonia severa pela primeira vez, ele entrava e saía desse estado com frequência e as distrações mais estranhas o tiravam da catatonia. Uma vez foi um pequeno caranguejo em sua mão enquanto caminhávamos na praia – ele estava me seguindo como um robô, retraído, de cabeça baixa com um andar rígido, mas no minuto em que pôs os olhos no caranguejo e o sentiu em sua mão, algo clicou e em segundos voltou ao seu estado habitual, relaxado e fluido em seus movimentos, conversando e feliz.

Esse jovem tinha afinidade com os animais, por isso o caranguejo fez maravilhas para ele como estratégia de reorientação cognitiva. É como se sua profunda ligação com os animais lhe permitisse reiniciar e renovar o foco cognitivo-emocional.

Deve-se ter cuidado, no entanto, para não aumentar a ansiedade da pessoa ao tentar estratégias de reorientação e/ou distração cognitiva. Uma abordagem frequentemente tentada pela equipe é fornecer "interação intensiva" para envolver a pessoa que está mostrando indiferença ou se "desligando" por causa de um *breakdown* relacionado à catatonia. Isso pode provocar extrema ansiedade e geralmente é contraproducente.

Muitos autistas de alto funcionamento que vivem sozinhos e têm episódios de "congelamento" periódicos nem sempre têm alguém por perto

Autismo: catatonia, *shutdown* e *breakdown*

para fornecer o estímulo de que precisam. Tentamos investigar se alguma forma de mensagem automatizada seria eficaz. Infelizmente, mensagens automáticas, temporizadores e campainhas não têm o mesmo efeito e, de fato, parecem aumentar a ansiedade e o "congelamento". Uma autista de alto funcionamento usou um aplicativo de texto para voz em seu telefone. Durante um episódio de congelamento, se for capaz de usar os dedos, ela digita lentamente uma mensagem para avisar a si mesma. A mensagem então convertida em voz por seu telefone já permitiu que ela se movesse novamente. A mesma pessoa também elaborou um código de piscar de olhos com o namorado para poder lhe comunicar qual lembrete poderia usar quando não conseguia falar durante um episódio catatônico. Curiosamente, esse casal elaborou esse sistema de lembretes antes mesmo de perceber que eram episódios de catatonia.

3. Apoio individual

É eficaz e benéfico, em vários níveis, o apoio individual, porque transmite segurança e garantia à pessoa de que ela não será deixada em um estado "paralítico", que deve ser muito assustador e estressante por si só. O indivíduo pode receber o estímulo ideal e as estratégias externas para capacitá-lo a completar os movimentos e manter-se ativo. O apoio individualizado permite que pessoas com catatonia relacionada ao autismo se envolvam em atividades construtivas e mantenham ou desenvolvam uma rotina diária propícia com estrutura e estimulação.

Para ser benéfico, o apoio individual deve ter consistência e qualidade. Indivíduos autistas em geral, e especialmente aqueles com catatonia, são sensíveis aos aspectos qualitativos da interação e à abordagem utilizada pelo atendimento individualizado; essa é uma consideração muito importante ao se aplicar a abordagem psicoecológica. Em geral, o apoio individual deve ser fornecido pelo menor número possível de pessoas.

Aplicação da abordagem psicoecológica

IX. Terapia de atividade e estimulação

Uma das estratégias terapêuticas mais básicas e importantes é manter o indivíduo ativo, engajado e estimulado nas atividades de que gosta. Isso pode exigir apoio intensivo, organização e imaginação inicialmente, para a descoberta de atividades e ambientes adequados. O engajamento e a participação do indivíduo precisam ser construídos gradualmente. A importância da atividade, estimulação e terapia de engajamento não pode ser subestimada e geralmente é mais benéfica e terapêutica para superar a catatonia e o *breakdown* relacionado do que outras terapias psicológicas.

Um pai explicou isso em relação ao filho com catatonia flutuante grave:

> Meu filho passou por várias terapias, como terapia cognitivo-comportamental, terapia focada em soluções e técnicas de exposição e aconselhamento. Nenhuma delas trouxe benefícios e muitas vezes causaram mais mal do que bem. De longe, a "terapia" mais poderosa para ele sempre foi envolver-se em atividades prazerosas, por exemplo, almoço fora, chás cremosos, cinema, passeios na floresta, boliche, trabalho voluntário com animais etc.

É muito comum as atividades da pessoa autista diminuírem, de modo que, aos poucos, seu nível de atividade e qualidade de vida caem significativamente. Muitas pessoas com *breakdown* relacionado à catatonia começam a passar gradualmente mais tempo na cama, no quarto ou no banheiro, ou apenas em atividades repetitivas autodirigidas nas quais ficam presas. Os pais e encarregados de educação relatam frequentemente que o indivíduo "se recusa" a participar de atividades ou passeios que antes lhe davam prazer.

Como em tudo o mais nessa condição, é mais fácil intervir e envolver a pessoa em um programa de atividades se o problema for reconhecido no estágio inicial. As estratégias a seguir foram tentadas e funcionaram para diferentes indivíduos.

- Comece usando as atividades das quais a pessoa sempre gostou mais ou qualquer atividade com a qual ela se sinta mais motivada no momento. Use qualquer atividade que desperte interesse, mesmo que mínimo. Vincule uma atividade na qual você deseja que a pessoa participe com a atividade favorita dela. Por exemplo, depois que Lee desenvolveu um *breakdown* relacionado à catatonia, a única atividade que o motivava e que ele gostava era uma ida à sua hamburgueria favorita (chamada aqui de Jack's). No passado, essa era uma de suas atividades preferidas. Quando seu ritmo diminuiu e ele se tornou menos ativo, a equipe começou a trazer sua refeição favorita do Jack's, em vez de levá-lo até lá. Por orientação profissional, isso mudou e passaram a levar Lee até lá, mesmo que significasse usar a cadeira de rodas nos dias em que ele estivesse com muita dificuldade para andar. Gradualmente, outras atividades foram adicionadas antes e depois da ida ao Jack's, e Lee tornou-se mais ativo e começou a desfrutar de um programa diário completo de atividades novamente.

- Tente atividades que sejam mais físicas, ao ar livre e ativas, em vez de atividades de mesa. Muitos autistas acham terapêutico passar o tempo ao ar livre e se conectar com a natureza e os animais. Muitas vezes, quando alguém desenvolve um *breakdown* relacionado à catatonia, fica mais preso em casa por causa da dificuldade de andar e outras, o que resulta em incapacidade para realizarem as atividades que antes eram significativas e prazerosas. Por exemplo, depois que desenvolveu um *breakdown* relacionado à catatonia, Rita não pôde mais comparecer aos serviços diurnos, aproveitar a interação com os outros e fazer suas atividades artesanais favoritas. À medida que se tornava cada vez mais temerosa de sair ao ar livre, ficou confinada em casa. Também não podia mais desfrutar da natureza e das atividades comunitárias que antes lhe traziam muita alegria. Os funcionários foram aconselhados a usar todas as estratégias possíveis para permitir que ela realizasse atividades na natureza e na comunidade. O principal problema era sua mobilidade, devido ao desgaste muscular e ao medo. Uma vez que isso se tornou prioridade, a equipe encontrou várias maneiras de transportar Rita para lugares onde pudesse se envolver em atividades que lhe davam alegria, o que causou enorme efeito benéfico geral em seus sintomas de catatonia, que diminuíram substancialmente e melhoraram sua qualidade de vida.

- Evite atividades e ambientes que reconhecidamente desencadeiam mais episódios relacionados à catatonia.

- Muitas vezes é útil começar o dia com a atividade física favorita da pessoa. Isso pode fazê-la funcionar e reduzir o impacto geral da catatonia pelo resto do dia. Por exemplo, Steve adorava nadar, o que fazia três vezes por semana em uma piscina comunitária. Depois que desenvolveu *breakdown* relacionado à catatonia, foi considerado muito arriscado levá-lo para nadar, caso ele "travasse" nos chuveiros ou na piscina. Após uma avaliação e plano de risco, os funcionários foram aconselhados a restabelecer a natação de Steve em uma piscina de hidroterapia supervisionada que tinha um guincho para ajudar pessoas com deficiências físicas. Como Steve ficou totalmente inativo e teve graves dificuldades relacionadas à catatonia, a equipe foi aconselhada a realizar a sessão de natação como primeira atividade todas as manhãs, o que foi um enorme sucesso. Steve nunca mostrou nenhum "congelamento" de catatonia na piscina, o que foi fundamental para que se tornasse mais ativo e superasse o *breakdown* relacionado à catatonia. Outras mudanças também foram feitas em sua medicação, no ambiente e programa de vida, que ajudaram a manter sua recuperação e evitaram a repetição do *breakdown*.

- Atividades com metas definidas podem, ocasionalmente, ser muito eficazes para fazer a pessoa ansiar por algo e atuam como estímulo externo permitindo que faça movimentos fluidos.

- Exemplos de tais atividades incluem boliche de dez pinos, pegar bola ou almofada, dardos, quebra-cabeça de embutir e imagens definidas para colorir.

- Atividades passivas como assistir televisão, ouvir música ou sentar em um carro para longas viagens podem ser prejudiciais, pois muitas vezes a pessoa com *breakdown* relacionado à catatonia tende a se desligar ou fazer movimentos repetitivos. Geralmente é

Autismo: catatonia, *shutdown* e *breakdown*

mais benéfico ter atividades que envolvam alguma ação do indivíduo, intercaladas com atividades relaxantes e mais passivas, como música e passeios de carro.

- A estimulação cognitiva é vital. É importante lembrar que uma pessoa que desenvolve *breakdown* relacionado à catatonia parece ter desacelerado e regredido em suas habilidades. Embora a regressão ocorra em algumas pessoas, a maioria desses indivíduos está cognitivamente alerta e poderia estar funcionando no mesmo nível intelectual que antes do início do *breakdown* relacionado à catatonia. Assim, é importante que cuidadores e profissionais não subestimem o funcionamento intelectual e ofereçam atividades estimulantes do tipo que usufruíram anteriormente.

X. Reduzir a tomada de decisão

A capacidade de tomar decisões e escolher entre opções parece piorar em muitos indivíduos autistas quando desenvolvem catatonia. É útil e realmente benéfico se outras pessoas tomarem as decisões em seu lugar. O dilema de fazer uma escolha ou tomar uma decisão parece causar estresse e ansiedade e pode aumentar o *shutdown* e o congelamento. Reduzir ou eliminar a escolha vai contra os princípios humanísticos, de apoio positivo e de prestação de cuidados de forma que, compreensivelmente, os cuidadores e profissionais sentem-se inseguros e desconfortáveis em aplicar essa recomendação. No entanto, se torna mais fácil quando entendem os motivos, têm certeza de que isso ajudará o indivíduo e que poderão aumentar gradualmente as escolhas de acordo com o progresso feito. Uma abordagem gradual de opções limitadas pode ser introduzida e aumentada gradualmente, considerando a capacidade do indivíduo de lidar com a tomada de decisões.

XI. Gerenciamento de problemas específicos

Veja a seguir algumas dicas para lidar com problemas específicos.

1. Problemas alimentares

Muitos indivíduos com catatonia desenvolvem graves dificuldades com alimentação. A complexa coordenação motora necessária para comer com garfo e faca ou com colher parece desencadear dificuldades particularmente severas em iniciar e completar movimentos e comportamentos ritualísticos e repetitivos. Há também dificuldades com os movimentos dos lábios, mandíbulas e língua necessários para tirar o alimento do garfo ou colher e mastigar e engolir.

As dificuldades alimentares são muitas vezes interpretadas incorretamente como "brincar", demorar para comer deliberadamente ou não ter apetite. Pais e cuidadores podem ser aconselhados pelos profissionais envolvidos a não se preocuparem, a deixar o indivíduo comer se quiser e quando quiser. O resultado, muitas vezes, é grave perda de peso e a exacerbação dos outros aspectos da catatonia.

Os problemas podem ser reduzidos com instruções verbais e físicas e tornando o processo de alimentação o mais fácil possível para o indivíduo. Dependendo da extensão das dificuldades, qualquer um dos seguintes métodos a seguir pode ser usado.

- Usar colher, em vez de garfo e faca.

- O tipo e a consistência dos alimentos podem ser ajustados para que sejam facilmente pegos com a colher.

- Dar avisos verbais para cada ação necessária ou para cada bocado a ser levado à boca.

- Comandos físicos podem ser usados, desde tocar levemente o cotovelo até dar apoio com as mãos e guiar os movimentos do indivíduo na direção necessária.

- Se os avisos não forem suficientes, pode ser necessário alimentar a pessoa autista.

- Se houver dificuldade para abrir a boca, um leve toque na bochecha ou nos lábios com a colher carregada pode ser eficaz.

Autismo: catatonia, *shutdown* e *breakdown*

- O indivíduo pode achar mais difícil e estressante comer em uma situação de grupo ou em um ambiente barulhento. Ajustes relevantes precisam ser feitos para resolver isso.

2. Problemas de fala e comunicação

O planejamento e a execução dos movimentos necessários para a fala são tão difíceis para uma pessoa com catatonia quanto qualquer outra atividade motora. É importante não pressionar a pessoa autista para responder a perguntas ou falar. Em vez disso, outras pessoas devem conversar com o indivíduo, concentrando-se na atividade do momento. É mais importante se relacionar por meio de atividades físicas do que com discussões verbais.

Ter de verbalizar escolhas é particularmente difícil para pessoas com TEA, e ainda se torna exacerbado pelos problemas motores da catatonia. Os cuidadores podem precisar tomar as decisões e fazer escolhas pelo indivíduo com base no conhecimento da pessoa, em seus interesses, gostos e aversões. A abordagem mais útil é dar sugestões e incentivos gentis, sem perguntar diretamente o que o indivíduo quer fazer ou se quer ou não fazer algo.

3. Dificuldade para andar

A pessoa será capaz de andar sem parar se estiver segurando ou se prendendo ao braço do cuidador. Se o indivíduo parar de repente, um leve comando físico nas costas ou um comando verbal o ajudará a começar de novo. Às vezes, caminhar em grupo faz que ande em um ritmo constante, sem parar.

4. Incontinência

Indivíduos com catatonia geralmente apresentam sinais de incontinência, o que geralmente está relacionado à dificuldade de levantar da cadeira ou cama e ir até o banheiro a tempo, ou devido à incapacidade de pedir para ir ao banheiro. Essa incontinência é intrigante e angustiante para um indivíduo que anteriormente era totalmente independente a esse respeito. É algo que precisa ser entendido e gerenciado de forma discreta e sensível.

Métodos simples, como instruções físicas e/ou verbais regulares e frequentes para ir ao banheiro e dar tempo suficiente para uso do banheiro são úteis. Pode ser necessário ajudar com as roupas e, em seguida, dar um aviso verbal para usar o banheiro. Dependendo da gravidade da catatonia, pode ser necessário auxiliar com a higiene pessoal.

Indivíduos com catatonia grave que têm dificuldade em usar o banheiro de forma independente se beneficiarão de um programa regular de uso do banheiro. O programa deve estar vinculado à rotina diária, encaixado em horários adequados, como imediatamente ao acordar, no início e no final de cada período de atividade, antes ou após cada refeição e antes de dormir. E só funciona se houver uma rotina diária consistente, pré-planejada e seguida da forma mais rigorosa possível.

À medida que o indivíduo progride, a quantidade de orientação e assistência física deve ser ajustada de acordo com os avanços.

5. Ficar parado ou adotar posturas fixas

Posturas fixas de qualquer tipo são extremamente cansativas para os músculos, mas a pessoa autista pode não ser capaz de expressar o cansaço ou fazer algo a respeito.

O indivíduo que parece estar parado e olhando para o espaço provavelmente é incapaz de iniciar o movimento necessário para uma atividade específica. Um comando verbal ou um leve toque pode levá-lo a se mover. Ele deve então ser envolvido imediatamente em uma atividade diferente. Às vezes, o indivíduo pode levantar um ou ambos os braços e não conseguir baixá-los por longos períodos; nesse caso, precisa ser ajudado pelo cuidador, que abaixará os braços fisicamente.

6. Excitação catatônica

Podem ocorrer episódios de comportamento incontrolável, frenético e inadequado, que são frequentemente considerados pelos cuidadores como explosões de comportamento "desafiador". Esse equívoco leva à busca interminável e irrelevante por "gatilhos" e "funções" e à aplicação de métodos comportamentais para interromper os comportamentos inadequados. Em minha experiência clínica, essa não é uma abordagem útil para o manejo da excitação catatônica. Ainda mais inútil é dizer à pessoa para parar de se comportar dessa maneira, parar de ser boba ou perguntar por que está fazendo isso.

Se esses episódios são de curta duração e não afetam a segurança do indivíduo, de outros ou do ambiente, a melhor estratégia pode ser não intervir, mas supervisionar para garantir a segurança, e depois oferecer apoio quando o incidente terminar.

Se os episódios forem mais graves e duradouros, a intervenção em diversos níveis ajuda o indivíduo a se acalmar mais rapidamente. Sugestões verbais para fazer algo diferente; contenção física leve; ou simplesmente levar a pessoa para um ambiente novo e fazê-la sentar podem funcionar. Diferentes estratégias são necessárias para diferentes indivíduos. Quando o episódio terminar, tranquilize a pessoa autista e incentive-a a continuar com a rotina normal.

Esses episódios reduzirão em frequência e gravidade à medida que os efeitos da catatonia diminuírem e o indivíduo progredir.

XII. Intervenções psicológicas e apoio para pessoas autistas de alto funcionamento

Como parte de uma abordagem psicoecológica global, as estratégias de intervenção psicológica e apoio descritas a seguir podem ser benéficas. Elas podem ser aplicadas ao próprio indivíduo ou junto com membros da família ou amigo/cuidador de confiança. Alguns indivíduos não serão capazes de usar as estratégias seguintes e precisarão de apoio de outras pessoas em diferentes níveis em sua vida.

- Avaliação psicológica e ecológica (como descrito na seção I acima) e formulação sobre possíveis fatores causadores de estresse, angústia, ansiedade e não enfrentamento. Também é muito útil a

Aplicação da abordagem psicoecológica

psicoeducação e a discussão para levar a pessoa a entender o que o autismo significa para ela, sua vulnerabilidade ao estresse e ao não enfrentamento, e capacitá-la a fazer mudanças na vida e desenvolver estratégias de enfrentamento.

- Pode ser útil usar a instrução para aumentar a autoconsciência e o autogerenciamento da ansiedade e do estresse, bem como desenvolver estratégias de enfrentamento para diferentes situações. Isso significa criar um conjunto de "recursos e estratégias" que possam ser usados durante situações difíceis.

- Os indivíduos podem se beneficiar do treinamento em relaxamento ativo (em atividades, passatempos e interesses) e técnicas de redirecionamento cognitivo, por exemplo, concentrar-se em atividades neutras e construir um conjunto de atividades ou ideias para usar no sentido de "reiniciar" e "atualizar" a mente e reorientar-se.

- Permitir que o indivíduo reconheça os primeiros sinais de *shutdown* por si mesmo e tenha estratégias para sair de ambientes e situações estressantes, ou permitir um breve período de *shutdown* para se recuperar pode ser útil.

- Intervenções psicológicas gerais, como terapia cognitivo-comportamental (adaptada para autismo) ou terapia comportamental dialética, podem ser úteis para alguns indivíduos. No entanto, a maioria das pessoas autistas que desenvolvem catatonia, *shutdown* e *breakdown* provavelmente acharão essas terapias muito intensas e estressantes em termos de interação social e demandas de comunicação.

- Alguns indivíduos podem se beneficiar do uso de aplicativos computadorizados de gerenciamento de ansiedade que já estão disponíveis.

- Técnicas de abordagens holísticas e terapias como ioga, meditação, reflexologia, atenção plena ou *prayanama* (exercícios para respiração baseados em métodos indianos antigos) podem ser

Autismo: catatonia, *shutdown* e *breakdown*

úteis para ampliar a gama de recursos disponíveis para pessoas autistas.

O Modelo de Implementação de Quatro Etapas de Shah

Este modelo baseia-se num modelo desenvolvido pela autora na prática clínica para aconselhamento sobre gestão e serviços para indivíduos autistas com "comportamento desafiador" grave. Ele foi adaptado para orientar as etapas de implementação da abordagem psicoecológica descrita neste livro.

O Modelo

Etapa 1 – Resposta

Etapa 2 – Estratégias de curto prazo

Etapa 3 – Estratégias de longo prazo e plano de manejo

Etapa 4 – Monitoramento e manutenção

Etapa 1 – Resposta

Esta etapa constitui a resposta quando catatonia, *shutdown* e/ou *breakdown* são detectados ou mesmo suspeitados em qualquer indivíduo com autismo. Eu recomendaria que os pais, cuidadores e professores implementem a Etapa 1 mesmo enquanto aguardam diagnóstico e apoio profissional. Use a ACE-S como orientação:

- conceituar como possível *breakdown* relacionado à catatonia;
- apoiar e ajudar o indivíduo;
- fornecer lembretes para incentivar movimentos suaves;
- manter atividades e programas dos quais o indivíduo já participa;
- manter a rotina e a estrutura;

Etapa 2 – Estratégias de curto prazo

- reduzir a "lentidão" dando ajuda adicional;
- oferecer o máximo de apoio individual possível;
- adotar uma abordagem positiva e de apoio centrada no cliente.

Etapa 2 – Estratégias de curto prazo

Esta etapa incorpora o envolvimento dos profissionais, avaliação da manifestação da crise relacionada à catatonia, observações e consultas e implementação de estratégias de curto prazo. Os principais elementos são:

- envolver os profissionais;
- confirmar o diagnóstico e a gravidade;
- avaliar a manifestação e os detalhes do *breakdown* relacionado à catatonia;
- avaliar os efeitos secundários e seu manejo;
- avaliar os efeitos e/ou impacto do *breakdown* relacionado à catatonia;
- revisar a medicação, descobrir os medicamentos "culpados" e tomar medidas para retirá-los, se necessário;
- reduzir ou eliminar quaisquer fatores óbvios causadores de estresse ou ansiedade;
- manter a atividade, estrutura e rotina;
- fornecer alertas, apoio e ajuda como na Etapa 1;
- dar o máximo de apoio individual possível.

Etapa 3 – Estratégias de longo prazo e plano de manejo

Esta etapa requer o envolvimento de profissionais para fazer uma avaliação informando e detalhando o autismo e os fatores de estresse para a pessoa autista. Com isso, é elaborado um plano abrangente de manejo para as mudanças necessárias.

Os principais componentes desta etapa são:

- avaliação psicológica detalhada do perfil de autismo da pessoa;
- avaliação ecológica detalhada de fatores ambientais (meio);
- formulação;
- outras avaliações, conforme necessário;
- plano abrangente de intervenção, cuidado e apoio;
- plano escrito e diretrizes;
- plena implementação da abordagem psicoecológica;
- continuar com os elementos da Etapa 1 e oferecer apoio adicional;
- psicoeducação e treinamento sob medida;
- mudar o plano atual ou criar um plano de cuidados à luz do diagnóstico de catatonia e seus efeitos no indivíduo e na família;
- plano escrito acordado para intervenção em crises, se necessário;
- nomear um gerente de caso que possa coordenar a implementação.

Etapa 4 – Monitoramento e manutenção

Esta é uma etapa extremamente importante para revisar e manter o progresso, prevenir recaídas, atualizar novos funcionários, cuidadores e/ou professores, e manter o programa e as mudanças feitas. Observei em várias situações que as implementações iniciais de recomendações podem falhar ao longo do tempo, seja por complacência, perda de urgência, ou mudança de equipe e assim por diante. A pessoa em questão invariavelmente sofre e o *breakdown* relacionado à catatonia pode ressurgir, ou a pessoa para de progredir ou regride.

Os elementos importantes desta etapa são:

- verificações e revisões regulares da medicação, evitando que medicamentos "culpados" sejam introduzidos inadvertidamente;
- reuniões regulares entre cuidadores e profissionais;

- revisão e atualização das diretrizes escritas;
- revisão e planejamento das necessidades de mudança à medida que a pessoa melhora;
- monitoramento do progresso no plano de cuidados e resolução de obstáculos, como financiamento;
- manutenção do controle sobre os sinais de deterioração;
- elaboração de um plano de alerta para identificação precoce de ansiedade e estresse;
- alterações no plano de gestão;
- planejamento para intervenção na crise;
- manter-se alerta para evitar a complacência.

Capítulo 8

Aplicação da abordagem psicoecológica

A abordagem psicoecológica descrita em detalhes no último capítulo pode ser aplicada em vários níveis para ajudar indivíduos e famílias a prevenir e superar as dificuldades da catatonia, lidar com as consequências e os efeitos secundários do *breakdown* e melhorar a qualidade de vida dos indivíduos e suas famílias. Ela pode ser aplicada de forma mínima para melhorar a compreensão e conceituação das dificuldades do indivíduo como catatonia, *shutdown* e *breakdown*. Isso é alcançado com maior conscientização e conhecimento, psicoeducação e treinamento. Às vezes, apenas essa abordagem é suficiente para obter clareza na formulação e alcançar mudanças nos cuidados e na gestão com resultados positivos. A abordagem pode ser feita para implementar as estratégias imediatas, enquanto são solicitados o diagnóstico, uma avaliação adicional e aconselhamento de intervenção. Os princípios da abordagem psicoecológica podem ser usados para orientar a avaliação, o diagnóstico e a formulação de um plano de intervenção, apoio e gestão. Diferentes componentes da abordagem psicoecológica podem ser úteis em diversos momentos para um indivíduo.

Em minha experiência clínica, o diagnóstico correto e a formulação de um plano de manejo fundamentado nos princípios da abordagem psicoecológica descritos neste livro sempre foram úteis e tiveram efeitos positivos, de modo geral. Há muita variação nos resultados específicos da recuperação das manifestações de catatonia e dos efeitos secundários e *breakdown*. Em muitos indivíduos, se houver diagnóstico oportuno e formulação conjunta, com apoio familiar e profissional que busque a implementação de estratégias e plano de manejo, a recuperação total é possível e o indivíduo pode permanecer livre de episódios de catatonia. Em algumas pessoas, os aspectos da catatonia melhoram rapidamente, mas a recuperação dos efeitos secundários e das consequências do *breakdown* leva muito mais tempo. Alguns superam as dificuldades da catatonia e desfrutam de boa qualidade de vida, mas não voltam ao nível original de funcionamento e realização. Em outros, a catatonia e o *breakdown* ocorrem por um conjunto complexo de causas, incluindo efeitos colaterais e/ou efeitos de abstinência de medicações psiquiátricas e há enormes desafios de intervenção e gerenciamento. Para alguns, o prognóstico depende da prestação de serviços adequados e apoio e suporte profissional eficaz. Às vezes, em ambientes residenciais, o sucesso da implementação das estratégias psicoecológicas depende da perspicácia da equipe de funcionários, gerentes e do funcionamento da organização.

Os estudos de caso a seguir ilustram aplicações da abordagem psicoecológica e os diversos tipos de intervenção e estratégias de gestão que são necessárias e eficazes para alcançar a mudança em diferentes indivíduos.

Ricky

Antecedentes

Os antecedentes e detalhes do *breakdown* relacionado à catatonia e as possíveis causas para Ricky foram apresentados no Capítulo 5.

Aplicação da abordagem psicoecológica

A abordagem foi multidimensional e incluiu:

- diagnóstico de TEA e *breakdown* relacionado à catatonia;
- avaliação detalhada, incluindo avaliação cognitiva, que indicou perfil desigual e dificuldade de aprendizado leve;
- psicoeducação para familiares e profissionais locais sobre como o autismo e a catatonia estavam afetando Ricky;

Autismo: catatonia, *shutdown* e *breakdown*

- implementação das estratégias imediatas de estímulo, apoio e reorientação cognitiva;

- discussões com profissionais locais para revisar a formulação e o plano de cuidados;

- revisão de medicação psiquiátrica e retirada;

- assistência com apoio individual de três sessões por semana, começando em casa e depois gradualmente em um centro de cuidados diurnos para que Ricky pudesse participar de atividades em pequenos grupos (o apoio individual foi gradualmente retirado à medida que ele melhorava);

- intervenção familiar; conselhos sobre como reengajar Ricky positivamente em atividades e passeios familiares que ele havia gostado anteriormente usando uma abordagem gentil e sem confronto;

- um plano e uma rotina estruturados diariamente, para que Ricky voltasse à rotina diurna e noturna mais normal;

- implementação de um plano de longo prazo.

Resultado

Ricky se recuperou da catatonia e de outros aspectos de seu *breakdown* rapidamente, uma vez que as medidas acima descritas foram implementadas. Ele voltou a ser quem era e ficou ainda mais feliz e mais motivado do que antes. Ricky realmente lutou em ambientes convencionais e sofreu muito *bullying* e trauma. Em virtude do autismo, da passividade e do risco de *breakdown* relacionado à catatonia, ele precisava de configurações especiais em vez das convencionais para alcançar seu potencial e desfrutar de boa qualidade de vida. Ele se fortaleceu e foi morar em uma comunidade residencial para pessoas com dificuldades de aprendizado. O proprietário e gerente desse serviço teve interesse especial por Ricky e permitiu que ele frequentasse cursos especiais em uma faculdade local e, eventualmente, conseguisse um emprego de meio período. Ricky ainda mantém contato conosco e é uma alegria

Aplicação da abordagem psicoecológica

vê-lo iniciando contato, ouvir sobre suas conquistas e todas as funções sociais que desfruta e frequenta.

Alice

Antecedentes

Alice tem um diagnóstico de autismo e dificuldade de aprendizagem. Falamos sobre ela brevemente no Capítulo 5 em relação às possíveis causas de seu *breakdown*. Alice tem uma personalidade muito agradável, sensível e alegre. Apesar do autismo, ela é muito focada nas pessoas e muito receptiva quando outros iniciam a interação. Ela cria fortes apegos e responde bem a incentivos, elogios e distrações. O outro lado disso é que também é muito sensível a como as pessoas à sua volta estão. As pessoas ao seu redor podem proporcionar conforto, segurança e sensação de bem-estar, ou podem incutir nela medo e estresse.

Detalhes da catatonia e *breakdown* de Alice

Alice tinha dificuldade de movimento associada à catatonia desde os 15 anos, mas era administrável e não afetou sua qualidade de vida e nível de atividade. Aos 38 anos, Alice desenvolveu catatonia e *breakdown* mais graves que tiveram grande impacto em sua qualidade de vida, nas atividades e habilidades. Seus problemas incluíam:

- episódios de congelamento graves e duradouros, com ela às vezes ficando travada e incapaz de se mover de uma posição por várias horas;

- tornar-se rígida e incapaz de se mover, especialmente ao se deparar com mudanças na cor, padrão ou textura do piso; parar abruptamente no meio do movimento;

- ser incapaz de falar, às vezes;

- dificuldades alimentares e incontinência.

Consequências e efeitos na qualidade de vida

Alice ficou confinada em casa e não pôde mais participar das atividades diurnas em grupo. Ela perdeu a interação social com outras pessoas de quem gostava e também parou de fazer suas atividades artesanais favoritas, nas quais era habilidosa. Também não conseguia desfrutar da natureza e das atividades comunitárias que lhe davam muita alegria. Ela regrediu em sua independência e desenvolveu medos e inseguranças.

Aplicação da abordagem psicoecológica

Foi feita a seguinte avaliação dimensional abrangente:

- avaliação psicológica individual de Alice com base em observações e na avaliação psicométrica;
- observações de Alice em diferentes situações, incluindo situações individuais estruturadas, passeios com a equipe e com os pais, tempo não estruturado em casa e atividades com a equipe;
- entrevistas com pais e funcionários usando seções relevantes do DISCO e da ACE-S;
- leitura de relatórios e documentos relevantes.

Diagnóstico e formulação

O diagnóstico de catatonia e *breakdown* relacionado ao autismo foi confirmado. A formulação foi baseada em uma avaliação e no entendimento do que é autismo, na personalidade, sensibilidade e vulnerabilidade de Alice, bem como no ambiente e em situações com as quais ela precisava lidar. Alice experimentou estresse autista, angústia, medo e trauma por estar em um ambiente lotado, barulhento e inseguro, além de testemunhar e sofrer agressão de um colega residente. Por causa de sua passividade e dificuldades de comunicação, ela não conseguia expressar esses sentimentos e teve um *breakdown* com *shutdown* e catatonia.

Psicoeducação e treinamento

Envolveu sessões de treinamento com pais, funcionários e profissionais locais para discutir os resultados e a formulação. Foi fornecida também educação sobre a catatonia do autismo, seus efeitos e implicações para Alice. Isso foi complementado por funcionários que participaram de treinamento adicional sobre catatonia do autismo e sobre a abordagem psicoecológica.

Estratégias para reduzir episódios de congelamento e dificuldades de movimento

As estratégias incluíam o uso de lembretes verbais, gestos físicos, reorientação cognitiva por distração e cartões de sinalização. Foram dados conselhos sobre como lidar com dificuldades específicas, como ficar preso nas transições e andar em diferentes superfícies – ter de passar sobre uma tampa de bueiro, por exemplo. Uma estratégia importante era não focar na dificuldade, mas dirigir a atenção dela para alcançar um objetivo e olhar para frente, em vez de para baixo. A equipe foi solicitada a não se concentrar ou falar com Alice sobre por que ela estava travada, mas encorajá-la a enfrentar a situação de maneira calma, confiante e positiva. Também foi pedido aos funcionários que usassem uma abordagem gentil, mas diretiva, e fizessem escolhas por ela, com base no que sabiam sobre seus gostos e aversões.

Conselhos sobre o nível de pessoal, programa e estratégias específicas para o autismo

Foi recomendado que Alice tivesse apoio individualizado de uma pequena equipe central de funcionários aos quais ela respondia bem.

A equipe foi aconselhada a implementar um programa bem estruturado para fornecer uma rotina diária e semanal previsível. Um cronograma visual com fotos e cartões com palavras foi elaborado e usado

Autismo: catatonia, *shutdown* e *breakdown*

como estratégia adicional de estímulo para prepará-la para transições e mudanças.

O novo programa de Alice estava focado em mantê-la ativa, estimulada e feliz, incorporando seus interesses e as atividades das quais gostava antes. A equipe foi orientada a pensar criativamente sobre a superação de obstáculos que a impediam de ser ativa e estar ao ar livre na natureza. Um exemplo foi o uso criativo de seu fundo de mobilidade para transporte.

A equipe recebeu orientações sobre como tornar o ambiente de vida de Alice mais estruturado, mais silencioso e menos agitado em termos de desordem, pessoas indo e vindo e níveis de ruído.

O Modelo de Implementação de Quatro Etapas de Shah foi recomendado, com ênfase particular no monitoramento do progresso, em revisões regulares e vigilância para quaisquer sinais de deterioração.

Resultado

Inicialmente, após a implementação correta das orientações anteriores, Alice respondeu muito bem, recuperou-se das dificuldades relacionadas à catatonia e começou a desfrutar de um programa variado de atividades, mostrando-se mais feliz. No entanto, devido a questões complexas relacionadas ao serviço, tornou-se difícil para a equipe implementar a abordagem psicoecológica. Isso levou Alice a desenvolver dificuldades de movimento tipo catatonia novamente, embora em um nível muito mais suave do que antes. Em uma nova colocação, as diretrizes de manejo da catatonia foram inestimáveis para a equipe, e Alice está se recuperando da catatonia e desfrutando de boa qualidade de vida.

Chloe

Antecedentes

Mencionei Chloe no Capítulo 3. É uma jovem com diagnóstico de síndrome de Asperger que apresentou sintomas de catatonia desde os 8 anos de idade. Suas manifestações de catatonia foram descritas em detalhes no

Capítulo 3. Suas necessidades relacionadas à catatonia leve foram bem compreendidas e bem gerenciadas pelos profissionais dos serviços infantis. No entanto, as manifestações mais graves da catatonia apareceram enquanto estudava para ingressar no ensino superior. As dificuldades e a gravidade de seus episódios catatônicos não foram compreendidas ou apreciadas pelos profissionais dos serviços de saúde mental para adultos. Atendi Chloe para fornecer orientações sobre tratamento, manejo e cuidados para episódios graves de catatonia e suas necessidades gerais de saúde mental.

Aplicação da abordagem psicoecológica

Avaliação

Realizei uma avaliação detalhada e coletei informações das seguintes fontes:

- avaliação psicológica de Chloe com base na avaliação psicométrica, questionários de autorrelato, observações e entrevistas;

- entrevista e discussões com sua mãe e a equipe do serviço diurno de autismo do qual Chloe participava desde o *breakdown*. O ACE-S e as seções do DISCO foram utilizados como questionários de entrevista semiestruturada;

- leitura dos documentos relevantes. Incluíam relatórios de diagnóstico precoce, boletins escolares, relatórios atuais do serviço de atendimento diurno e notas escritas por Chloe e seus pais descrevendo o início da catatonia e detalhes dos episódios. O histórico médico e a medicação atual também foram anotados.

Diagnóstico e formulação

Além de autismo de alto funcionamento, Chloe tinha tendência a desenvolver problemas de saúde mental que podiam ser comprovados por qualquer um dos seguintes itens:

Autismo: catatonia, *shutdown* e *breakdown*

- manifestações variadas de catatonia desde a infância; deterioração grave da catatonia durante os estudos para ingressar na universidade, que continuou piorando;

- aumento de rituais complexos, compulsões e fixações;

- níveis flutuantes de excitação levando ao *shutdown* ou comportamento impulsivo.

A formulação foi complexa e baseada na compreensão do autismo, na personalidade e nos complexos de Chloe, em seu perfil cognitivo e nos fatores que a levaram a ficar sobrecarregada, estressada, ansiosa e superexcitada.

A sobrecarga sensorial ou emocional a incapacitava. Ela podia ficar hiperexcitada, excitável e agir de forma impulsiva ou desenvolver obsessões inadequadas.

A alta inteligência de Chloe, a consciência de suas dificuldades e o desejo de alcançar metas e funcionar como uma pessoa neurotípica eram uma batalha constante para ela. Ela teve experiências cumulativas de fracasso. Tinha emoções fortes, mas não era capaz de expressá-las adequadamente e um acúmulo de emoções e frustrações levou ao *breakdown* de várias maneiras, conforme descrito anteriormente.

Estratégias baseadas na abordagem psicoecológica

- Chloe era altamente sensível à medicação psiquiátrica. A primeira estratégia foi revisar seus medicamentos e elaborar um plano para retirar a medicação antipsicótica e antidepressiva que tomava. A família pôde trabalhar nisso com os profissionais médicos locais e, felizmente, Chloe não sofreu graves efeitos de abstinência.

- A psicoeducação foi fornecida na forma de um relatório detalhado e explicação sobre catatonia, manejo e formulação quanto à vulnerabilidade de Chloe aos diferentes tipos de *breakdown*. Isso foi complementado por uma sessão de treinamento com a equipe do centro de autismo ao qual ela comparecia.

Aplicação da abordagem psicoecológica

- Um plano de gerenciamento de crise foi elaborado para evitar que ela fosse tratada clinicamente ou no hospital durante um episódio catatônico, a menos que houvesse emergência médica. Uma equipe baseada na comunidade foi envolvida para fornecer suporte em casa, no caso de crise.

- O serviço de autismo recebeu orientações com base no perfil cognitivo, nos interesses e na necessidade por coisas, sensações e estímulos novos de Chloe.

- Além das estratégias gerais de estímulo e apoio, foram utilizadas estratégias específicas para prevenir dificuldades de movimento e episódios de congelamento. Isso incluía apoio individual no início de cada dia para planejar a estrutura do dia e o uso de alarmes e lembretes pessoais em seu telefone, como avisos externos para passar para a próxima atividade. Estratégias cognitivas de reorientação envolvendo-a em atividades práticas neutras em vez de conversas verbais também foram úteis.

- O psicólogo clínico local e o conselheiro especialista em autismo puderam apoiar Chloe e a família e implementar componentes psicológicos da abordagem psicoecológica. *Mindfulness* e reorientação cognitiva, além de estratégias de reestruturação cognitiva foram incorporadas para permitir que ela se autorregulasse e reduzisse a escalada de ansiedade, excitação e pensamentos repetitivos. Com o tempo, ela aprendeu a reconhecer os primeiros sinais de ansiedade e conseguia evitar a escalada e a falta de enfrentamento com autocontrole e se retirando de situações potencialmente avassaladoras. Ela aprendeu também a usar estratégias de redirecionamento cognitivo com sucesso.

Resultado

Chloe e sua família consideraram a abordagem psicoecológica inestimável de várias maneiras. O diagnóstico detalhado e a formulação foram importantes para melhorar a compreensão e aceitação da catatonia

Autismo: catatonia, *shutdown* e *breakdown*

pelos profissionais e para obter apoio e serviços profissionais construtivos. Chloe, sua família, a equipe e os profissionais locais conseguiram implementar diferentes componentes da abordagem psicoecológica. As estratégias multidimensionais permitiram que ela melhorasse gradualmente e a frequência e gravidade de sua catatonia diminuíram aos poucos. Atualmente, ela experimenta lentidão e episódios curtos de congelamento ocasionais, mas são manejáveis e não aumentam ou afetam seu funcionamento diário. Há alguns anos ela não tem longos episódios de congelamento, *shutdown* ou catatonia grave, que anteriormente afetavam seu bem-estar, sua independência, suas conquistas e estilo de vida. Ela finalmente é capaz de seguir seu sonho de ir para a faculdade, e espero que sua ambição e prazer de viver retornem com uma visão renovada, otimismo e esperança.

Zoe

Antecedentes

A história de Zoe foi discutida no Capítulo 4. Eu a incluo aqui para ilustrar a aplicação dos componentes psicológicos da abordagem psicoecológica em indivíduos autistas com inteligência muito alta.

Zoe não teve diagnóstico de autismo ao sofrer um *breakdown* após sair da universidade. Ela havia mascarado suas dificuldades em situações sociais usando regras e estratégias elaboradas que criou intelectualmente e pela observação de relacionamentos em filmes. Zoe experimentou várias manifestações de catatonia, incluindo as seguintes:

- episódios de congelamento por longos períodos (até oito horas);
- dificuldade em iniciar movimentos e ações;
- mutismo parcial e completo;
- anormalidades do movimento, incluindo flexibilidade cérea.

Zoe também apresentava dificuldades alimentares às vezes e "paralisia" ocasional da respiração, com a sensação de que seus músculos haviam congelado.

Zoe sofreu efeitos secundários devastadores e consequências da catatonia e *breakdown*, que incluíram perda significativa de independência nas atividades da vida diária, confinamento em casa, abandono da faculdade e incapacidade para trabalhar.

Aplicação da abordagem psicoecológica

O divisor de águas em sua vida foi receber um diagnóstico de autismo e catatonia. Os componentes mais importantes de sua abordagem psicoecológica foram a análise dos possíveis fatores causais de estresse relacionados ao seu perfil individual de autismo e a sua capacitação para usar esse autoconhecimento a fim de desenvolver estratégias de enfrentamento e autogestão.

Os fatores de estresse relacionados aos principais aspectos de seu perfil de autismo incluíam os seguintes:

- demandas em situações sociais novas ou inesperadas quando ela não conseguia recorrer às suas estratégias de "mascaramento";

- tornar-se sobrecarregada sensorialmente (devido à sua tendência autista de ser atraída por detalhes perceptivos e visuais);

- as demandas de estar em um relacionamento romântico e não saber intuitivamente como se comportar ou lidar com isso;

- necessidade de viver os dias e todas as situações sociais de maneira cognitiva e intelectual, com explicações e justificativas racionais, em vez de seguir o fluxo com intuição e espontaneidade, o que a esgotava e estressava quando a lógica cognitiva não funcionava;

- colocar grande pressão em si mesma para entender tudo com uma perspectiva existencialista;

- dificuldade em manter uma ocupação compatível com sua alta capacidade intelectual e necessidade de estimulação cognitiva e mental.

Resultado

O diagnóstico de autismo e catatonia, a formulação psicológica de seu perfil de autismo subjacente e fatores de estresse e recomendações capacitaram-na a validar suas dificuldades, entender melhor a si mesma e ajustar suas expectativas e objetivos de acordo com suas percepções. Três meses após o diagnóstico e a consulta, ela nos enviou uma carta de agradecimento que indicava claramente o que conquistara com a intervenção. O extrato relevante é copiado abaixo:

> Queria agradecer a todos no centro por tudo o que fizeram por mim este ano. Vivi alguns anos terríveis de confusão e doença mental grave antes do diagnóstico, mas a compreensão e a gentileza de todos os envolvidos na minha avaliação me deram a chance de seguir em frente com confiança e esperança. Desde minha avaliação, trabalho como voluntária em uma loja de caridade e estou gerenciando minha catatonia e autismo tão bem que não tive nenhum episódio de congelamento perceptível. A experiência, o cuidado e a atenção ao meu diagnóstico eliminaram completamente meus problemas de saúde mental e ataques delirantes de autoincompreensão. Eu ocasionalmente "desacelero" quando estou sobrecarregada – e meu limiar para essas sensações aumentou notavelmente desde que minha saúde mental melhorou –, mas ainda posso me mover. Consigo me recuperar de forma rápida e completamente independente com gerenciamento de ansiedade e resolução de problemas. Isso me deu confiança para procurar trabalho e consegui duas entrevistas para cargos na biblioteca da universidade, que talvez agora se torne minha carreira principal. Uma vez que eu tenha alguma segurança no emprego e confiança de longo prazo em meu bem-estar, espero encontrar um caminho para a defesa do autismo e/ou pesquisa de catatonia em agradecimento pela ajuda que foi a peça final do quebra-cabeça para me trazer de volta à vida.

Zoe de fato conseguiu o emprego em uma biblioteca acadêmica. Seu progresso e autogestão continuaram, como ela observou em um *e-mail* depois da carta que nos mandou:

> Sinto-me quase "recuperada" do meu *breakdown* catatônico e capaz de controlar o autismo bem o suficiente para evitar uma recaída, por assim

Aplicação da abordagem psicoecológica

dizer. Tenho *shutdowns* ocasionais, mas tenho muitos avisos e posso evitar seu início pelo tempo que precisar antes de encontrar um espaço seguro e silencioso para desligar e reiniciar. Eu sempre permaneço móvel. Meu funcionamento executivo está gradualmente retornando ao nível em que estava antes do *breakdown*, e também não estou mais tomando medicação.

A coragem, perspicácia e determinação de Zoe para ajudar a si mesma a se recuperar e progredir é verdadeiramente admirável e será uma inspiração para muitas outras pessoas. Ao dar permissão para incluir sua história aqui, ela já começou a ajudar outras pessoas a obter *insights*, esperança e coragem.

Jay

A vida e a história de Jay foram descritas no Capítulo 4 sobre diagnósticos e conceitos errôneos. Para recapitular, Jay era um homem autista de alto funcionamento, articulado e independente e com interesses variados, incluindo viajar sozinho em transporte público em Londres. Sua catatonia e *breakdown* foram diagnosticados erroneamente e ele foi tratado com uma variedade de medicamentos antipsicóticos, antidepressivos e antiepiléticos. As consequências da interpretação incorreta de suas dificuldades foram discutidas no Capítulo 4. A seção sobre as dificuldades de Jay relacionadas à catatonia e *breakdown* descritos no Capítulo 4 está repetida a seguir, para facilitar.

> Na época da minha avaliação, a catatonia de Jay e o *breakdown* haviam se deteriorado a ponto de ele ser incapaz de sair da cama ou da cadeira, ou de realizar qualquer movimento voluntário ou ações sem motivação ou assistência. Ele também apresentava grande variedade de posturas e movimentos incomuns, como inclinação do corpo, movimentos rígidos, distonia, balançar, solavancos e contorções corporais, fazer caretas, contorções faciais e sorriso involuntário, ranger de dentes, piscadas contínuas e movimentos repetitivos da boca. Jay também tinha dificuldade em manter a cabeça ereta ou olhar para cima. Toda a sua conduta era desprovida de energia (exceto pelos movimentos repetitivos e incontroláveis). Não havia alegria ou brilho

Autismo: catatonia, *shutdown* e *breakdown*

nele. Cada pequena ação era um esforço enorme para ele, que não conseguia comunicar sua batalha, aprisionamento e tristeza. Os efeitos secundários incluíam incontinência, perda de habilidades e da independência, incapacidade de se dedicar a seus interesses especiais e qualidade de vida bastante ruim. Jay também não conseguiu continuar seu trabalho voluntário de meio turno no escritório de uma escola especial. Era angustiante e muito preocupante para sua família testemunhar a deterioração severa e gradual dele e os efeitos negativos dos medicamentos psiquiátricos. Felizmente, seus pais tomaram a iniciativa de obter avaliações e aconselhamento de especialistas antes que fosse tarde demais.

Implementação da abordagem psicoecológica

- Uma avaliação e formulação psicológica detalhada foram realizadas de acordo com o protocolo de avaliação descrito no Capítulo 7. Incluiu uma avaliação do padrão subjacente de autismo de Jay, de suas habilidades cognitivas e de compreensão, manifestações de catatonia e os fatores ecológicos envolvidos na colocação nos serviços residenciais e do centro de cuidados diurnos.

- A formulação diagnóstica incluiu descrição detalhada de suas manifestações de catatonia e *breakdown*, e de suas necessidades em vista de seu *breakdown* e de seu perfil de autismo subjacente.

- A formulação sobre os possíveis efeitos cumulativos de vários fatores causais que contribuem para a contínua deterioração da catatonia e do *breakdown* de Jay foi usada para fazer recomendações detalhadas com base na abordagem psicoecológica.
  - Diagnóstico e interpretação errados do comportamento e das dificuldades de Jay.
  - Tratamento com medicação psiquiátrica – Jay apresentava vários efeitos colaterais observáveis, como anormalidades de movimento e movimentos repetitivos, como descritos aqui. Talvez ele estivesse apresentando outros efeitos colaterais, como aumento da ansiedade e agitação, que não conseguiria comunicar, mas contribuíram para suas "dificuldades de comportamento".

Aplicação da abordagem psicoecológica

- Diminuição de atividades, passeios e interesses por ser excluído quando não estava pronto a tempo ou demorava para responder.
- Incapacidade de lidar com o ambiente desestruturado, barulhento, caótico e agitado do local onde passava o dia.
- Não ter o nível de estímulo e apoio de que precisava para iniciar o movimento e a atividade.
- Não ter o nível de estimulação de que precisava em vista de sua capacidade cognitiva e de compreensão.

O plano de gestão e implementação incluiu os elementos da abordagem psicoecológica descritos a seguir.

- Psicoeducação e treinamento com base em um relatório detalhado e em informações adicionais foram trabalhados com todos os envolvidos. Assim, puderem entender o diagnóstico de catatonia de Jay e a necessidade de revisão urgente da intervenção e do plano de cuidados para impedir maior deterioração e aumento da gravidade da catatonia. Foram explicadas as razões para lentidão de respostas, episódios de congelamento, inatividade, incontinência e assim por diante. Estratégias para o manejo de dificuldades específicas como incontinência e episódios de agitação foram implementadas. Equívocos sobre Jay ser teimoso, preguiçoso e não cooperativo foram dissipados.

- O treinamento da equipe visava entender a catatonia em geral e como o afetava. A explicação do nível real de sua capacidade cognitiva e de compreensão foi útil, porque a equipe havia subestimado esses fatores. Métodos de dramatização foram usados para que os funcionários entendessem e se sentissem à vontade para apoiar, estimular e ajudá-lo a iniciar movimentos e ações. Estratégias para permitir que ele participasse de passeios e atividades ao ar livre foram implementadas.

- A medicação psiquiátrica foi gradualmente retirada à medida que o diagnóstico de catatonia e *breakdown* era reconhecido.

Autismo: catatonia, *shutdown* e *breakdown*

- Jay precisava estar em um lugar menor e mais silencioso, com níveis muito mais altos de estrutura, rotina, previsibilidade, estimulação, atividade e equipe (com suporte individual inicialmente). Teria sido impossível conseguir isso no centro de atendimento diurno do qual participava. Preparamos materiais para que o plano de cuidados de Jay fosse revisto e ele pudesse frequentar um pequeno centro de atendimento diurno especializado para adultos autistas, e para que o financiamento fosse disponibilizado para apoio individual por alguns meses até a implementação das recomendações e o início de sua recuperação, impedindo maior deterioração da catatonia.

Resultado

Jay melhorou rapidamente em vários aspectos quando o plano acima foi implementado e suas dificuldades foram conceituadas, compreendidas e tratadas de forma diferenciada. Sua postura, as anormalidades do movimento, a fluidez e os níveis de atividade melhoraram rapidamente. Seu comportamento mudou para relaxado, feliz e contente e não havia vestígios do tormento e angústia vistos anteriormente. Sua postura não era mais encurvada; ele podia manter a cabeça erguida e a tensão parecia ter desaparecido de seu corpo. Seus movimentos melhoraram à medida que começou a andar bem e conseguia apressar-se para acompanhar seus pares. Jay ainda precisava de instruções para começar as rotinas diárias, mas respondia mais rápido e também passou a realizar várias rotinas sozinho, como se vestir. Começou a gostar de atividades e passeios e ajudava nas tarefas domésticas.

Jay começou a frequentar um pequeno centro diurno especializado em adultos autistas. O gerente e a equipe do centro desenvolveram interesse especial por sua catatonia e solicitaram psicoeducação, treinamento e aconselhamento psicológico para ele. Isso lhes permitiu apoiá-lo e reavivar seu envolvimento em interesses e atividades. Eles usaram várias estratégias da abordagem psicoecológica e as adaptaram para Jay conforme necessário. Ele fez progressos significativos e conseguiu superar muitos dos aspectos debilitantes da catatonia. Atualmente, é capaz de realizar toda uma gama de atividades com entusiasmo e interesse. Seu programa atual (onze anos desde a avaliação) é variado, benéfico e estimulante. Inclui atividades físicas (por exemplo, ciclismo), treinamento em habilidades ocupacionais e domésticas, atividades de mesa e de aprendizado, saída em passeios e trabalho em projetos de interesse especial. Este último permitiu que Jay reavivassse seus interesses especiais, incluindo ler mapas e horários, viajar em transporte público e desfrutar de passeios em Londres.

Jay ainda tem resquícios da catatonia e do *breakdown* que sofreu. Ele permanece passivo e precisa de dicas para começar, além da necessidade de que outros organizem suas atividades e seu programa. Não há muita melhora em seu discurso, mas ele se comunica escrevendo respostas a pedidos e escolhas simples. No entanto, está livre dos efeitos debilitantes da catatonia e da espiral descendente de crescente *shutdown*, imobilidade e inatividade que poderiam tê-lo consumido. Ele está livre de estresse, relaxado, feliz e satisfeito e aproveitando sua vida, mais uma vez explorando os pontos turísticos de Londres por transporte público e participando de atividades variadas que o agradam. A história dele tem episódios de grande tristeza e muitos arrependimentos, mas também um final feliz!

Shaan

A história de Shaan em relação ao desenvolvimento de um padrão complexo de catatonia e *breakdown* complicado pelos efeitos colaterais de vários medicamentos psiquiátricos ao longo dos anos foi descrita no Capítulo 4. Após o diagnóstico de catatonia e *breakdown* e de uma avaliação psicológica e ecológica abrangente, fiz recomendações detalhadas com base na abordagem psicoecológica. A colocação em um local especializado em autismo não foi suficiente para a mudança necessária e o local não conseguiu implementar o que foi recomendado. Shaan continuou a se deteriorar e foi transferido para outro serviço residencial para adultos autistas com necessidades complexas. A equipe do novo serviço não entendeu a catatonia dele e sua complexa apresentação e necessidades,

Autismo: catatonia, *shutdown* e *breakdown*

e teve dificuldade de saber como começar a envolvê-lo em qualquer atividade. Minhas recomendações pareciam boas no papel, mas qual era o sentido se não pudessem ser implementadas? Seus pais e eu estávamos começando a nos desesperar, e me perguntei se talvez essa não fosse a abordagem certa para ele. Por insistência de seus pais, o serviço aproveitou meu treinamento adicional para entender a catatonia e o *breakdown* de Shaan e discutir maneiras de implementar as recomendações em meu relatório. O interesse deles na catatonia e o compromisso de melhorar a vida de Shaan foi animador, mas meus sentimentos ainda eram um misto de esperança e preocupação por ele. Eu me perguntava se seriam capazes de seguir em frente com as recomendações e como Shaan responderia. Também me perguntava, com grande apreensão, se alguém acreditaria que os medicamentos psiquiátricos prescritos não o estavam ajudando e correria o risco de uma retirada gradual.

Continuei recebendo notícias dos pais de Shaan, mas não houve muito progresso. Ainda havia enormes dificuldades com o plano recomendado, que era agradável e aceitável para todos, mas impossível de implementar de forma consistente. A atualização final de seus pais em resposta ao meu pedido de permissão para incluir a história de seu filho neste livro me permitiu terminar de contá-la com uma nota positiva!

Shaan agora está indo muito bem, depois de um período muito difícil. Desde que uma profissional de autismo começou em janeiro, o atendimento clínico de Shaan e as implementações de suas recomendações têm sido supervisionados, e isso fez grande diferença, garantindo maior consistência e compreensão do autismo. Sua medicação está sendo retirada gradualmente. De acordo com o que me contam, o processamento de Shaan é muito mais rápido na maioria dos dias e ele está mais alerta do que nunca. Houve muito poucos episódios de catatonia nos últimos dois a quatro meses – apenas ao entrar e sair do carro de vez em quando. O número de comportamentos desafiadores diminuiu em comparação com anteriormente. Ele sai para algum lugar todos os dias. Faz caminhadas, vai ao supermercado e sai todas as semanas para uma refeição no *pub* e em sua hamburgueria favorita. Enquanto escrevo isso, percebo que as mudanças foram notáveis. Estamos muito satisfeitos com os resultados que vimos.

Aplicação da abordagem psicoecológica

Outras breves aplicações da abordagem psicoecológica

- Muitos pais e outros cuidadores de indivíduos autistas que não conseguem obter um diagnóstico de catatonia ou aguardam a avaliação diagnóstica se beneficiaram de informações escritas e diretrizes gerais de gerenciamento disponibilizadas por mim. Isso permitiu que muitos indivíduos e pais/cuidadores iniciassem as estratégias apoiadoras imediatas de estímulo, apoio positivo, reorientação cognitiva e terapia de atividade e estimulação.

- Em alguns casos, o comparecimento de funcionários ou gerentes de um serviço ao treinamento sobre catatonia relacionada ao autismo permitiu que conceituassem as dificuldades do indivíduo como decorrentes do início de catatonia. Isso fez mudarem suas estratégias e utilizarem componentes psicoecológicos, quando apropriado. O resultado positivo para determinado indivíduo foi destacado pelo gerente de um serviço para autismo, que relatou o seguinte:

  > Após participar do treinamento, percebi que as dificuldades de X, bem como sua aparente falta de cooperação e descaso de si mesmo nos aspectos de autocuidado e longas horas no banheiro se deviam à catatonia. No meu retorno, conversei com a equipe de funcionários e implementei as estratégias de estímulos verbais e físicos, apoio individual e assistência física para permitir que ele seguisse em frente, se alimentasse adequadamente etc. X respondeu bem a isso e começou a melhorar após algumas semanas. A terapia de atividade e estimulação também foi implementada. X ganhou o peso que havia perdido, está interagindo mais, seu padrão de sono voltou a ser saudável e se mostra mais ativo. Em suma, sua qualidade de vida melhorou.

- Alguns autistas de alto funcionamento que têm episódios de *shutdown* e catatonia me contataram do Reino Unido e de várias partes do mundo relatando o quanto a confirmação do diagnóstico (por avaliações em papel, telefone ou videochamada por Skype) os ajudou. Eles agora enviam cartas com explicações a essas autoridades e prestadores de serviços relevantes para que suas dificuldades e necessidades de apoio sejam reconhecidas e confirmadas. Parceiros, cônjuges ou cuidadores de alguns desses indivíduos encontraram benefícios em adaptar e aplicar estratégias discutidas neste livro.

Epílogo

Este livro é uma tentativa de descrever e chamar a atenção para uma condição devastadora que pode afetar um em cada seis indivíduos autistas e prejudicar o bem-estar e a vida dessas pessoas e suas famílias de muitas maneiras diferentes. Catatonia, *shutdown* e *breakdown* podem afetar crianças e adultos autistas em todo o espectro. Não se restringe a pessoas com autismo severo e deficiência de aprendizagem (intelectual), mas pode atingir pessoas com altas habilidades intelectuais e autismo sutil. Existem crianças e adultos autistas que são incapazes de continuar seus estudos na escola ou universidade, ou de trabalhar e viver de forma independente e alcançar seu potencial em virtude da catatonia e do *breakdown*. Há autistas em acolhimento residencial que não conseguem usufruir de qualquer atividade ou qualidade de vida. Além disso, muitas pessoas autistas experimentam "paralisia" temporária assustadora e debilitante durante episódios de *shutdown* e catatonia, mas funcionam bem em outros momentos.

Mal podemos imaginar a frustração e o tormento para o autista que se fecha, fica incapaz de iniciar a ação, ou de se mover, responder, falar ou agir da maneira que deseja. Sabemos que não é apatia ou uma questão de vontade, pois aqueles que foram capazes de descrever essa situação referem-se a ser "incapaz" e de estar "preso" em vez de "não querer". Presos e aprisionados dentro de seus próprios corpos e mentes, incapazes de reclamar ou gritar por ajuda – certamente não é um estado a ser invejado ou ignorado! Conforme ilustrado pelas histórias da vida real de indivíduos e suas famílias, as repercussões, consequências e os efeitos secundários do *breakdown* são igualmente, se não mais devastadores.

Autismo: catatonia, *shutdown* e *breakdown*

Apesar dessas sérias preocupações e da crescente conscientização sobre a condição, é trágico que ainda haja reconhecimento, ajuda e apoio construtivo acessível sejam muito limitados para pessoas autistas e famílias.

Precisamos de uma campanha séria para aumentar a conscientização de que o sofrimento psicológico, o estresse autista, a ansiedade e o não enfrentamento podem ter enorme impacto negativo nos indivíduos autistas, levar ao *shutdown* e a manifestações relacionadas à catatonia naqueles vulneráveis a esse tipo de *breakdown*. Essa campanha precisa ser mundial e destinada a aumentar a conscientização não apenas dos profissionais dos serviços de saúde mental, deficiências de aprendizagem e autismo, mas de forma muito mais ampla. Precisamos aumentar também a conscientização nas escolas, faculdades e universidades e entre os profissionais de saúde, como clínicos gerais e neurologistas, além de professores, pais, famílias e cuidadores de crianças e adultos autistas. Qualquer pessoa que ofereça serviços de saúde mental ou apoio à aprendizagem para indivíduos autistas na universidade ou no local de trabalho precisa ter treinamento nesses aspectos, para que forneça apoio oportuno e eficaz com claro entendimento. O mesmo se aplica a assistentes sociais especializados, policiais e profissionais do sistema de justiça criminal, para que os indivíduos com comportamentos relacionados a *shutdown* e catatonia não sejam mal interpretados ou mal julgados.

Profissionais, cuidadores, pais e familiares podem começar a implementar as estratégias psicoecológicas enquanto aguardam o diagnóstico oficial, que pode ser de difícil acesso. Pais e professores devem ficar atentos a crianças e jovens (principalmente meninas) que podem mascarar suas dificuldades em situações sociais. Os primeiros sinais de não enfrentamento e *breakdown* devem ser percebidos antes que as dificuldades aumentem e esses jovens comecem a apresentar *shutdown* e/ou desenvolver catatonia e/ou *breakdown*. É importante reconhecer a maior vulnerabilidade daqueles que estão no subgrupo passivo.

Para aqueles em que a catatonia é crônica e afetou seu funcionamento e qualidade de vida, é importante usar a abordagem psicoecológica para encontrar soluções e modelos pragmáticos de apoio, serviços e financia-

Epílogo

mento que reduzam o impacto da catatonia e melhorem a qualidade de vida do indivíduo e de sua família.

Neste momento, não temos respostas sobre os mecanismos neuropsicológicos e biológicos subjacentes para explicar a catatonia e o *shutdown*. Não entendemos os mecanismos e correlatos psicofisiológicos de por que e como o estresse, a angústia e o não enfrentamento afetam o funcionamento cerebral de indivíduos que apresentam *shutdown*, *breakdown* e as variadas manifestações de catatonia como descritos neste livro. Moskowitz (2004) sugeriu que a catatonia geral pode ter como raiz uma intensa resposta de medo com base evolutiva, intimamente relacionada à estratégia de imobilidade tônica usada pelos animais em situações ameaçadoras.

Há algumas pesquisas interessantes sobre como o estresse pode estar relacionado ao breve *shutdown* e congelamento em pessoas neurotípicas (ARNSTEN, MAZURE e SINHA, 2012). Esses pesquisadores sugeriram que, sob estresse diário, o córtex pré-frontal pode se desligar, permitindo que a amígdala (responsável pela regulação da atividade emocional) assuma o controle, induzindo paralisia mental e pânico, o que afeta o autocontrole consciente e a função executiva. É encorajador que a pesquisa esteja se concentrando em possíveis circuitos neurais responsáveis pela resposta de congelamento em situações estressantes, indutoras de medo e ameaçadoras. Esta linha de pesquisa terá enormes implicações para a compreensão do autismo e da catatonia.

Estudos poderão elucidar, um dia, os mecanismos neuropsicológicos e fisiológicos subjacentes e os processos e circuitos cerebrais envolvidos na catatonia, no *shutdown* e *breakdown* do autismo. Também é possível que a neurociência subjacente a essas condições permaneça elusiva, como tem acontecido com outros aspectos intrigantes e enigmáticos do autismo, como perfis cognitivos desiguais e incomuns, ilhotas de habilidade excepcional e habilidades *savant*. Temos de esperar para ver. Por enquanto, nossa prioridade deve ser aproveitar os recursos de pesquisa e clínicos para fazer diferença positiva para aqueles afetados por essas condições devastadoras, evitar futuros equívocos e reduzir os riscos para os outros. Não podemos mais permanecer em nossas torres de marfim de ignorância e complacência.

Apêndice 1

Avaliação da Catatonia no Autismo (ACE-S)

Descrição

A Avaliação da Catatonia no Autismo (ACE-S) foi desenvolvida pela dra. Amitta Shah, psicóloga clínica. É uma estrutura criada para se fazer a avaliação sistemática e/ou a avaliação das manifestações de catatonia em crianças e adultos autistas. Ela pode ser usada por qualquer pessoa envolvida com uma pessoa com suspeita de catatonia, *shutdown* e/ou *breakdown* do autismo, ou como uma ferramenta de avaliação desses aspectos durante outras avaliações de saúde mental e física. Amitta Shah aprova a cópia e utilização da ACE-S desde que seja o documento completo e com uso responsável incluindo os devidos créditos. Por favor, não fotocopie ou circule nenhuma seção deste livro de forma isolada.

Usos

A ACE-S pode ser usada para:

- orientar a avaliação, o reconhecimento e diagnóstico de catatonia, *shutdown* e *breakdown* em indivíduos autistas;
- descrever e avaliar manifestações de catatonia em autistas;
- estabelecer linhas de base e monitorar o progresso;
- planejar estratégias, apoio e serviços, e informar planos de cuidados ou para fins de pesquisa.

Instruções e cautelas

1. A ACE-S não é uma lista de verificação diagnóstica rápida para avaliações categóricas e não é adequada para avaliação quantitativa. É uma estrutura dimensional para coletar informações de maneira sistemática e construir um quadro geral das manifestações de catatonia, *shutdown* e *breakdown* em indivíduos autistas.

2. A ACE-S não é adequada para uma avaliação direta do indivíduo em um momento específico. Ela não pode ser usada para obter informações entrevistando a pessoa em questão ou fazendo com que ela demonstre manifestações de catatonia. Os usuários precisam estar cientes de que pode haver muita variação na dificuldade apresentada pelo indivíduo em diferentes dias e em diversas situações. Assim, é essencial que os usuários obtenham informações sobre o indivíduo de várias fontes, para obterem uma imagem completa.

3. Isso pode ser complementado por informações da observação direta do indivíduo em vários ambientes, imagens de vídeo e avaliação psicológica para construir o quadro geral. As informações de avaliações multidisciplinares, como avaliação de fonoaudiologia e avaliação de terapia ocupacional, também podem ser úteis para complementar as informações de seções específicas.

Autismo: catatonia, *shutdown* e *breakdown*

SEÇÃO A - DETERIORAÇÃO
(INDEPENDÊNCIA, DISCURSO, ATIVIDADE)

Esta seção (junto com a seção B) é fundamental para o diagnóstico. Não deve ser usada como uma lista de verificação, mas para construir uma imagem geral.

Avalie se há mudança e deterioração no indivíduo em comparação com níveis anteriores de funcionamento e independência nas áreas a seguir.

1. Lentidão

O indivíduo mostra uma lentidão óbvia e perceptível no movimento, no discurso ou na resposta verbal ou ativa a uma instrução?

Nível anterior ....

Nível atual...

2. Habilidades de autoajuda e/ou cuidados pessoais

(Levantar-se, lavar-se, higiene pessoal, continência, vestir-se, comer.)

Nível anterior ....

Nível atual...

3. Independência

(Ocupar-se, sair, fazer atividades.)

Nível anterior ....

Nível atual...

4. Mobilidade

Nível anterior ....

Nível atual...

5. Fala (fluência, fluxo e volume)

Nível anterior ....

Nível atual ....

6. Nível de atividade

Nível anterior ....

Nível atual ....

7. Caixa de avaliação e discussão (*brainstorm*)

Faça anotações sobre o momento de início, linha do tempo e possíveis fatores psicoecológicos que podem estar causando estresse, angústia ou ausência de enfrentamento.

....

....

....

....

....

....

....

....

....

....

....

....

....

....

Autismo: catatonia, shutdown e breakdown

SEÇÃO B – DIFICULDADE DE MOVIMENTOS E *SHUTDOWN*

Esta seção (junto com a Seção A) é fundamental para o diagnóstico.
Não deve ser usada como uma lista de verificação,
mas para construir uma imagem geral.

Avalie se o indivíduo apresenta algum dos itens a seguir. A dificuldade não deve ser passageira, mas durar pelo menos cinco minutos, *ou* a pessoa precisa de um aviso externo para seguir em frente ou concluir a ação.

1. Parar/congelar no meio da ação

Descrição ....

Frequência ....

Duração (mais longa anotada) ....

2. Ficar "travado"

(Por exemplo, ao sair da cama, da cadeira, do carro ou assento sanitário; ao caminhar.)

Descrição ....

Frequência ....

Duração (mais longa anotada) ....

3. Travar em transições

(Por exemplo, em soleiras de portas, escadas, meio-fio, escada rolante.)

Descrição ....

Frequência ....

Duração (mais longa anotada) ....

4. Dificuldades alimentares

(Demora, dificuldade com garfo e faca, dificuldade para mastigar e engolir.)

Descrição ....

Frequência ....

Duração (mais longa anotada) ....

5. Ficar travado em posturas

(Posturas incomuns, agachado, ajoelhado etc.)

Descrição ....

Frequência ....

Duração (mais longa anotada) ....

6. Dependência de lembretes

(Instrução verbal ou física necessária para mover, iniciar ou completar uma ação ou atividade.)

Descrição ....

Frequência ....

Duração (mais longa anotada) ....

7. *Shutdown*

(Pode afetar o indivíduo de diferentes maneiras. Por exemplo, ele pode retirar-se totalmente do ambiente externo; encolher o corpo como uma bola; ser incapaz de se mover ou responder a qualquer coisa externa; ficar não comunicativo; apenas capaz de se envolver em ações repetitivas autoiniciadas e sem resposta.)

Descrição ....

Frequência ....

Autismo: catatonia, *shutdown* e *breakdown*

Duração (mais longa anotada)..

SEÇÃO C - ANORMALIDADES DO MOVIMENTO E COMPORTAMENTO

As anormalidades a seguir podem ocorrer junto com os itens da Seção A e da Seção B, mas não são diagnósticos de catatonia do autismo em si. São úteis para observação e descrição, como parte do quadro de catatonia do autismo.

1. Anormalidades posturais e de movimento

(Por exemplo, torção do pescoço, cabeça, parte superior do tronco, caretas, movimentos distônicos descontrolados, tremores, sacudidas etc.)

Descrição ....

Frequência...

Duração (mais longa anotada)..

2. Sequências complexas de movimentos repetitivos

Descrição ....

Frequência...

Duração (mais longa anotada)..

3. Outras anormalidades de movimento

Descrição ....

Frequência...

Duração (mais longa anotada)..

4. Episódios de comportamento inadequado não característico

(Excitação catatônica)

Descrição ....

Frequência ....

Duração (mais longa anotada) ....

Autismo: catatonia, *shutdown* e *breakdown*

SEÇÃO D – ASPECTOS SOBREPOSTOS DE CATATONIA/AUTISMO

São características do autismo que se sobrepõem às características catatônicas. A presença desses aspectos NÃO é diagnóstica de catatonia do autismo. É útil observá-los e também contam para o quadro diagnóstico geral se ocorrerem pela primeira vez ou se houver deterioração acentuada na gravidade/frequência.

1. Movimentos

(Por exemplo, marcha estranha, posturas estranhas das mãos, balançar-se, fazer caretas, maneirismos, movimentos repetitivos complexos, como girar.)

Descrição ....

Frequência ....

Duração (mais longa anotada) ....

2. Fala e vocalização

(Ecolalia imediata e tardia, ruídos repetitivos e vocalizações, entre outras.)

Descrição ....

Frequência ....

Duração (mais longa anotada) ....

Avaliação da Catatonia no Autismo (ACE-S)

SEÇÃO E - *BREAKDOWN* DO AUTISMO

Avalie se o indivíduo apresenta breakdown *do autismo além da catatonia do autismo. É necessário julgamento qualitativo com base no quadro geral dos fenômenos a seguir.*

1. Exacerbação do autismo

a) Aumento do retraimento social, isolamento, evita situações sociais

....

b) Aumento das dificuldades de comunicação

....

c) Aumento de comportamento repetitivo e ritualístico

....

2. Diminuição da tolerância e resiliência

(Facilmente perturbado, irritável, zangado.)

....

3. Aumento do comportamento "desafiador"

(Por exemplo, comportamento autolesivo.)

....

4. Diminuição da concentração e do foco

....

5. Diminuição do engajamento e prazer

....

Autismo: catatonia, *shutdown* e *breakdown*

SEÇÃO F – DIFICULDADES SECUNDÁRIAS

Esta seção não é para diagnóstico. Serve para avaliar os efeitos secundários e pode ser usada para planejar apoio, serviços e monitorar o progresso.

1. Efeitos sobre a independência

Descrição ....

2. Efeitos na ocupação

(Escola, faculdade, trabalho, treinamento, atividades.)

Descrição ....

3. Mobilidade e perda muscular

Descrição ....

4. Problemas médicos e físicos

(Por exemplo, perda de peso grave, dificuldade em urinar, respiração distorcida.)

Descrição ....

5. Efeito na qualidade de vida

Descrição ....

6. Efeitos sobre os pais, família, cuidadores

(Por exemplo, estresse, incapacidade de trabalhar, sair etc.)

Descrição ....

Apêndice 2

Informações adicionais

Este livro e a ACE-S podem ser usados como recursos para psicoeducação e treinamento, de modo geral, ou direcionados a um indivíduo específico com base em seu perfil na ACE-S e em outras avaliações discutidas no livro.

Consultas e encaminhamentos para avaliação especializada, treinamento e consultoria

A dra. Amitta Shah pode ser contatada nos seguintes centros:

Leading Edge Psychology
Clinical Psychology Consultancy Centre
E-mail: amittashah@gmail.com
E-mail: amittashah@onetel.com

The NAS Lorna Wing Centre for Autism
E-mail: lornawingcentre@nas.org.uk

Referências

APA (American Psychiatric Association). *Diagnostic and Statistical Manual of Mental Disorders*. 1. ed. Washington, DC: APA Press, 1952.

APA (American Psychiatric Association). *Diagnostic and Statistical Manual of Mental Disorders*. 2. ed. Washington, DC: APA Press, 1968.

APA (American Psychiatric Association) (1980) *Diagnostic and Statistical Manual of Mental Disorders*, 3. ed. Washington, DC: APA Press.

APA (American Psychiatric Association) (2000) *Diagnostic and Statistical Manual of Mental Disorders*, 4. ed. Washington, DC: APA Press.

APA (American Psychiatric Association) (2013) *Diagnostic and Statistical Manual of Mental Disorders*, 5. ed. Washington, DC: APA Press.

ARNSTEN, A.; MAZURE, C.; SINHA, R. This is your brain in meltdown. *Scientific American*, v. 306, p. 48-53, 2012.

BARON, M.; LIPSITT, L.; GOODWIN, M. Scientific foundations for research and practice. *In*: BARON, M. Grace; GRODEN, J.; GRODEN, G.; LIPSITT, L. (eds). *Stress and coping in autism*. New York: Oxford University Press, 2006.

BILLSTEDT, E.; GILLBERG, C.; GILLBERG, C. Autism after adolescence: Population-based 13- to 22-year follow-up study of 120 individuals with autism diagnosed in childhood. *Journal of Autism and Developmental Disorders*, v. 35, n. 3, p. 351-360, 2005.

BLEULER, E. Die Prognose der Dementia praecox (Schizophreniegruppe). *Allgemeine zeitschrift fur psychiatrie und psychisch-gerichtliche medizin*, v. 65, p. 436-464, 1908.

BRÄUNIG, P.; KRUGER, S.; SHUGAR, G.; HOFFLER, J.; BORNER, I. The catatonia rating scale I – development, reliability, and use. *Comprehensive Psychiatry*, v. 41, n. 2, p. 147-158, 2000.

BREEN, J.; HARE, D. The nature and prevalence of catatonic symptoms in young people with autismo. *Journal of Intellectual Disability Research*, v. 61, n. 6, 580-593, 2017.

BUSH, G.; FINK, M.; PETRIDES, G.; DOWLING, F.; FRANCIS, A. Catatonia. I. Rating scale and standardised examination. *Acta Psychiatrica Scandinavica*, v. 93, p. 129-136, 1996.

COHEN, D.; NICOULAUD, L.; MATURANA, A.; DANZIGER, N. *et al.* Investigating the use of packing therapy in adolescents with catatonia: A retrospective study. *Cli-*

nical Neuropsychiatry: Journal of Treatment Evaluation, v. 6, 29-34, 2009.

CONSOLI, A.; GHEORGHIEV, C.; JUTARD, C.; BODEAU, N. *et al.* Lorazepam, fluoxetine and packing therapy in an adolescent with pervasive developmental disorder and catatonia. *Journal of Physiology Paris*, v. 104, p. 309-314, 2010.

DAVIES, J.; READ, J. A systematic review into the incidence, severity and duration of antidepressant withdrawal effects: Are guidelines evidence-based? *Addictive Behaviors*, 2018. Disponível em: https://doi.org/10.1016/j.addbeh.2018.08.027. Acesso em: 12 ago. 2022.

DE SANCTIS, S. Dementia praecocissima catatonica oder katatonie des fruheren kindersalters? *Folia Neurobiologica*, v. 2, p. 9-12, 1908.

DEJONG, H.; BUNTON, P.; HARE, D. A systematic review of interventions used to treat catatonic symptoms in people with autistic spectrum disorders. *Journal of Autism and Developmental Disorders*, v. 44, p. 2127-2136, 2014.

DHOSSCHE, D. Brief report: Catatonia in autistic disorders. *Journal of Autism and Developmental Disorders*, v. 28, p. 329-331, 1998.

DHOSSCHE, D.; SHAH, A.; WING, L. Blueprints for the assessment, treatment, and future study of catatonia in autism spectrum disorders. *International Review of Neurobiology*, v. 72, p. 267-284, 2006a.

DHOSSCHE, D.; WING, L.; OHTA, M.; NEUMARKER, K. *Catatonia in Autism Spectrum Disorders.* San Diego, Elsevier, 2006b.

FINK, M.; TAYLOR, M. *Catatonia: A Clinician's Guide to Diagnosis and Treatment.* Cambridge: Cambridge University Press, 2003.

FINK, M.; TAYLOR, M.;. GHAZIUDDIN, N. Catatonia in autistic spectrum disorders: A medical treatment algorithm. *International Review of Neurobiology*, v. 72, p. 233-244, 2006.

GHAZIUDDIN, N.; DHOSSCHE, D.; MARCOTTE, K. Retrospective chart review of catatonia in child and adolescent psychiatric patients. *Acta Psychiatrica Scandinavica*, v. 125, p. 33-38, 2012.

GHAZIUDDIN, N.; GIH, D.; BARBOSA, V.; MAIXNER, D.; GHAZIUDDIN, M. Onset of catatonia at puberty: Electroconvulsive therapy response in two autistic adolescentes. *Journal of ECT*, v. 26, n. 4, p. 274-277, 2010.

GHAZIUDDIN, N.; NASSIRI, A.; MILES, J. Catatonia in Down syndrome: A treatable cause of regression. *Neuropsychiatric Disease and Treatment*, v. 11, p. 941-949, 2015.

GRANDIN, T. Stopping the Constant Stress: A Personal Account. *In*: BARON, M. GRACE; GRODEN, J.; GRODEN, G.; LIPSITT, L. (eds.) *Stress and coping in autism.* New York: Oxford University Press, 2006.

GRODEN, J.; CAUTELA, J.; PRINCE, S.; BERRYMAN, J. The Impact of Stress and Anxiety on Individuals with Autism and Developmental Disabilities. *In*: SCHOPLER, E.; MESIBOV, G. (eds.). *Behavioural issues in autism.* New York: Plenum Press, 1994.

Autismo: catatonia, *shutdown* e *breakdown*

HARE, D.; MALONE, C. Catatonia and autistic spectrum disorders. *Autism*, v. 8, p. 183-195, 2004.

HUTTON, J.; GOODE, S.; MURPHY, M.; LE COUTEUR, A.; RUTTER, M. New-onset psychiatric disorders in individuals with autismo. *Autism*, v. 12, p. 373-390, 2008.

JOSEPH, A. Catatonia. *In*: JOSEPH, A.; YOUNG, R. (eds.) *Movement Disorders in Neurology and Neuropsychiatry.* Oxford: Blackwell, 1992.

KAHLBAUM, K. *Katatonie oder das Spannungsirresein. Eine klinische Form psychischer Krankheit.* Trad. Y. Levi e T. Pridou. Baltimore: Johns Hopkins University Press, 1973 [1874].

KAKOOZA-MWESIGE, A.; WACHTEL, L.; DHOSSCHE, D. Catatonia in autism: Implications across the life span. *European Child & Adolescent Psychiatry*, v. 17, p. 327-335, 2008.

KRAEPELIN, E. *Psychiatrie: ein Lehrbuch für Studierende und Ärzte.* 7. ed. Leipzig: J Ambrosius Barth, 1903. Resumido e reimpresso: *Clinical Psychiatry: A Textbook for Students and Physicians.* New York: Macmillan, 1907.

LEARY, M.; HILL, D. Moving on: Autism and movement disturbance. *Mental Retardation*, v. 34, p. 39-53, 1996.

LEEKAM, A.; LIBBY, S.; WING, L.; GOULD, J.; TAYLOR, C. The Diagnostic Interview for Social and Communication Disorders: Algorithms for ICD-10 childhood autism, and Wing and Gould autistic spectrum disorder. *Journal of Child Psychology and Psychiatry*, v. 43, p. 327-342, 2002.

LISHMAN, W. *Organic Psychiatry:* the psychological consequences of cerebral disorder. Oxford: Blackwell. 1998.

MAUDSLEY, H. Insanity of Early Life. *In*: MAUDSLEY, H. (ed.). *The Physiology and Pathology of the Mind.* New York: Appleton, 1867.

MAZZONE, L.; POSTORINO, V.; VALERI, G.; VICARI, S. Catatonia in patients with autism: Prevalence and management. *CNS Drugs*, v. 28, n. 3, p. 205-215, 2014.

MOSKOWITZ, A. Scared stiff': Catatonia as an evolutionary-based fear response. *Psychological Review*, v. 111, p. 984-1002, 2004.

NYLANDER, L.; GILLBERG, C. Screening for autism spectrum disorders in adult psychiatric out-patients: A preliminary report. *Acta Psychiatrica Scandinavica*, v. 103, p. 429-434, 2001.

OHTA, M.; KANO, Y.; NAGAI, Y. Catatonia in individuals with autism spectrum disorders in adolescence and early adulthood: A long-term perspective study. *International Review of Neurobiology*, v. 72, p. 41-54, 2006.

PARK, C.; PARK, J. Living with Autism: A Collaboration. *In*: BARON, M. Grace; GRODEN, J.; GRODEN. G.; LIPSITT, L. (eds.). *Stress and Coping in Autism.* Nova York: Oxford University Press, 2006.

ROGERS, D. *Motor Disorder in Psychiatry:* towards a neurological psychiatry. Chichester: Wiley, 1992.

Referências

SACKS, O. *Awakenings* (ed. revis.). Londres: Pan Books, 1982.

SHAH, A.; WING, L. Psychological approaches to chronic catatonia-like deterioration in autism spectrum disorders. *International Review of Neurobiology*, v. 72, p. 246-263, 2006.

STARKSTEIN, S.; PETRACCA, G.; A.; CHEMERINSKI, E. *et al.* Catatonia in depression: Prevalence, clinical correlates, and validation of a scale. *Journal of Neurology and Neurosurgical Psychiatry*, v. 60, p. 326-332, 1996.

WACHTEL, L.; HERMIDA, A.; DHOSSCHE, D. Maintenance electroconvulsive therapy in autistic catatonia: A case series review. *Progress in Neuropsychopharmocology & Biological Psychiatry*, v. 34, p. 581-587, 2010.

WING, L.; ATTWOOD, A. Syndromes of Autism and Atypical Development. *In*: COHEN, J.; DONNELLAN, A.; PAUL, R. (eds.). *Handbook of Autism and Pervasive Development Disorders*. Nova York: Winston-Wiley, 1987.

WING, L.; GOULD, J. Severe impairments of social interaction and associated abnormalities in children: Epidemiology and classification. *Journal of Autism and Childhood Schizophrenia*, v. 9, p. 11-29, 1979.

WING, L.; LEEKAM, S. R.; LIBBY, S. J.; GOULD, J.; LARCOMBE, M. The diagnostic interview for social and communication disorders: Background, inter-rater reliability and clinical use. *Journal of Child Psychology and Psychiatry*, v. 43, p. 307-325, 2002.

WING, L.; POTTER, D. The epidemiology of autistic spectrum disorders: Is the prevalence rising? *Mental Retardation and Developmental Disabilities Research Review*, v. 8, p. 151-161, 2002.

WING, L.; SHAH, A. Catatonia in autistic spectrum disorders. *British Journal of Psychiatry*, v. 176, p. 357-362, 2000.

WING, L.; SHAH, A. A systematic examination of catatonia-like clinical pictures in autism spectrum disorders. *International Review of Neurobiology*, v. 72, p. 21-39, 2006.

WORLD HEALTH ORGANIZATION. *The ICD-10 Classification of Mental and Behavioural Disorders. Clinical Descriptions and Diagnostic Guidelines.* Genebra: World Health Organisation, 1992.

WORLD HEALTH ORGANIZATION. *The ICD-11 International Classification of Mental and Behavioural Disorders*, 2018. Disponível em: https://www.who.int/ classifications/icd/en. Acesso em: 21 jan. 2019.

WORLEY, G.; CRISSMAN, B.; CADOGEN, E; MILLESON, C. *et al.* Down syndrome disintegrative disorder: New-onset autistic regression, dementia, and insomnia in older children and adolescents with Down syndrome. *Journal of Child Neurology*, v. 30, n. 9, p. 1147-152, 2015.

ZAW, F. ECT and the youth: Catatonia in contexto. *International Review of Neurobiology*, v. 72, p. 208-231, 2006.

ZAW, F.; BATES, G.; MURALI, V.; BENTHAM, P. Catatonia, autism and ECT. *Development Medicine and Child Neurology*, v. 41, p. 843-845, 1999.

GRÁFICA PAYM
Tel. [11] 4392-3344
paym@graficapaym.com.br